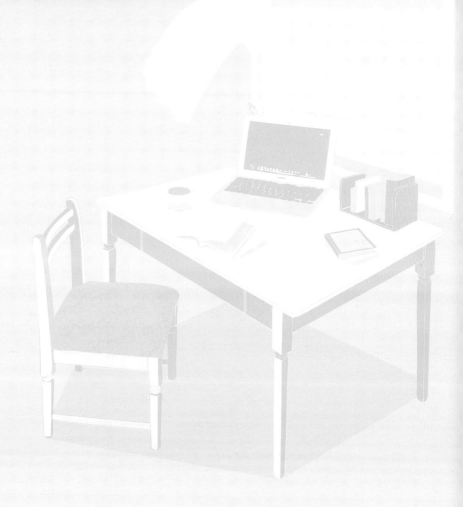

スキルアップ
がん症状緩和
For staying healthy with cancer

有賀悦子

南江堂

PREFACE
序文

　医学・医療の高度な発展によって疾病を克服し寿命を伸ばすことこそが善であった過去，臓器や疾病にばかり目がいき，患者を一人の人として看る視点が忘れられていた時代がありました．

　20世紀半ば，いかなる時も患者は苦痛に配慮された医療を受ける権利があるとした市民運動が，英国から世界中に広がっていきました．その象徴ともいえる南ロンドンのセント・クリストファー・ホスピスは1967年に設立されましたが，それから40年以上経った2013年，まだなお多くの国で苦痛が放置されているとして，欧州緩和ケア学会は「プラハ憲章（The Prague Charter）」"Palliative Care: a human right in 2013" を発表するに至っています．

　病や死を前にして，人は苦悩します．避けることができない老いや病にあっても，人はその苦悩を意味あるものに変え，死に至るまで成長し続けることができる存在です．

　痛みをはじめとする苦痛症状はその成長を阻害し，相乗的悪循環をもたらします．ゆえに，その緩和は重要ですが，単なる苦痛の減少だけが目的ではありません．その先にある患者の生きる望み―ある患者にとっては家族と共に過ごす時間，またある患者にとっては抗がん治療の完遂かもしれません―それらを現実にできるよう，生きる意味を見出すエネルギーを得て，患者自身が自分を取り戻すこと，そのための症状緩和であることを大切にしたいと思います．そして，それは治癒治療と並ぶスキルであり，すべての医療者がもつべきプロフェッショナリズムの構成要素でもあります．

　多くの患者さんがエビデンスを越え，いのちをかけて教えてくれたことをここにまとめました．多くの図表と簡潔な解説で，患者Aさんの経時的な治療過程について章を貫いて追っており，臨床的に応用しやすい工夫をしました．さらに「Ⅰ-10 痛みとその周辺症状の管理が複雑な場合～応用編～」では，複雑な症状の患者B～Fさんも登場します．

　執筆に取り組み始めてからも，新たな薬剤や論文の登場や出来事があり，何度も書き換えや加筆を行いました．そんな荒波を一緒に乗り越えてくださった南江堂の皆様には言い表せないほどの感謝で一杯です．

　この本が，今日も患者さんの助けになりたいという医療者の皆様の思いの一助となることを願い，心の花束を添えて届けることができたらこの上ない喜びです．

2018年5月

有賀悦子

CONTENTS 目次

がん疼痛治療の進め方フローチャート ……………………………… x

I 痛み　　1

1 痛みの緩和の戦略　　2

痛みの緩和の戦略―全体の流れ …………………………………… 2
まず行うこと ………………………………………………………… 5
痛みの評価 …………………………………………………………… 6
鎮痛療法に関係するその他の評価 ………………………………… 10

　　＋症例Aさん　その1 ……………………………………… 2
　　　　　　　　その2 ……………………………………… 5
　　　　　　　　その3 ……………………………………… 11

2 痛みの緩和を開始する　　14

除痛の目標設定―患者とともに目標を立てる ………………… 14
非ステロイド性抗炎症薬（NSAIDs）または
　アセトアミノフェンを投与する ……………………………… 15

　　＋症例Aさん　その4 ……………………………………… 28

3 オピオイドの基本　　30

依存と鎮痛―なぜ，がん疼痛患者に麻薬を処方しても
　依存を形成しないのか？ ………………………………………… 30

オピオイドの乱用防止に向けた取り組み ……………………………………… 32

有効限界の有無 ……………………………………………………………………… 34

オピオイドの強弱 …………………………………………………………………… 35

オピオイドの徐放剤と速放剤 …………………………………………………… 37

4　オピオイドの併用を開始する　40

開始方法 ……………………………………………………………………………… 41

> ✚ 症例Aさん　その5 ……………………………………………………… 40
> 　　　　　　　　その6 ……………………………………………………… 49

5　オピオイド各論　50

コデインリン酸塩 …………………………………………………………………… 50

トラマドール ………………………………………………………………………… 53

タペンタドール ……………………………………………………………………… 55

モルヒネ ……………………………………………………………………………… 57

オキシコドン ………………………………………………………………………… 60

ヒドロモルフォン …………………………………………………………………… 62

フェンタニル ………………………………………………………………………… 65

メサドン ……………………………………………………………………………… 69

ブプレノルフィン …………………………………………………………………… 71

6　オピオイドの副作用対策　74

オピオイドの副作用コントロール ……………………………………………… 74

> ✚ 症例Aさん　その7 ……………………………………………………… 87

v

7 オピオイドを痛みに対応させる　89

- オピオイド・タイトレーション（量の調整方法） … 90
- 各投与経路と変更時の注意点 … 93
- オピオイド・スイッチング（オピオイド・ローテーション） … 103

> ◆症例Aさん　その8 … 89
> 　　　　　　　その9 … 94
> 　　　　　　　その10-a … 108
> 　　　　　　　その10-b … 110
> 　　　　　　　その10-c … 111

8 在宅でもできる持続皮下注・静注方法　113

- 在宅下での保険適用 … 113
- 持続皮下注入療法 … 114
- 持続静脈注入療法 … 115
- 皮下注・静注のレスキュー薬の設定 … 118

> ◆症例Aさん　その11 … 113
> 　　　　　　　その12 … 122

9 神経障害性疼痛への対応 〜鎮痛補助薬〜　123

- 神経障害性疼痛とは … 123
- 神経障害性疼痛の発現頻度と分類 … 125
- 神経障害性疼痛の治療 … 125

> ◆症例Aさん　その13 … 123
> 　　　　　　　その14 … 133

10　痛みとその周辺症状の管理が複雑な場合 〜応用編〜　135

さまざまな場面での対処方法の例 …………………………………… 135
ケミカル・コーピング ………………………………………………… 149

- ✚ 症例Bさん　その1 …………………………………… 136
- 　　　　　　　その2 …………………………………… 137
- 　　　　　　　その3 …………………………………… 137
- 　　　　　　　その4 …………………………………… 139
- ✚ 症例Cさん …………………………………………… 139
- ✚ 症例Dさん …………………………………………… 141
- ✚ 症例Eさん　その1 …………………………………… 142
- 　　　　　　　その2 …………………………………… 143
- ✚ 症例Fさん …………………………………………… 144
- ✚ 症例Aさん　その15 ………………………………… 146

II　がん治療中に合併した症状　157

1　眠　気　158

眠気＝オピオイドの副作用とせず，まずは鑑別診断を行う ……… 158
鑑別診断と並行して，痛みの強さに対して過量になっていないか
　評価する ……………………………………………………………… 159
オピオイドが効きにくい疼痛に対し，他剤併用の必要がないか
　どうか検討を行う …………………………………………………… 160

2　悪心・嘔吐　161

一般的な悪心・嘔吐 …………………………………………………… 161

vii

オピオイドの導入後 1 週間以内：制吐薬は投与しているのに
　　嘔吐するとき―中枢・末梢，どの刺激が残存しているか ……… 163
オピオイド導入後 1 週間以降―まず便秘の評価 ……………………… 164
制吐薬の副作用 …………………………………………………………… 165

3　呼吸困難　　166

機　序 ……………………………………………………………………… 166
病　態 ……………………………………………………………………… 167
対　処 ……………………………………………………………………… 170
頻呼吸へのモルヒネ・ヒドロモルフォン投与
　―中枢性気管支狭窄を伴う場合，伴わない場合 …………………… 171
ステロイド ………………………………………………………………… 172

4　リンパ浮腫　　177

浮腫の分類 ………………………………………………………………… 177
リンパ浮腫 ………………………………………………………………… 178

参考資料 …………………………………………………………………… 186
索　引 ……………………………………………………………………… 194

Column

- 漢方薬にも麻薬鎮痛作用をもつものが含まれている ……………………………… 5
- オピオイドの依存と鎮痛についてわかりやすく伝える方法 …………………… 33
- OIH・耐性・耐薬症状について ………………………………………………… 38
- オピオイド水の作り方 …………………………………………………………… 46
- Rome Ⅳに追加されたOIC ……………………………………………………… 77
- なぜ，シュノーケルの管は短いのか
  ―長ければもっと深く潜れる？？ ……………………………………………… 169
- 横になると呼吸困難が楽になる場合―「肝肺症候群」 ………………………… 174
- がん性リンパ管症を患者さんに説明する ……………………………………… 175

謹 告

著者ならびに出版社は，本書に記載されている内容について最新かつ正確であるよう最善の努力をしております．しかし，薬の情報および治療法などは医学の進歩や新しい知見により変わる場合があります．薬の使用や治療に際しては，読者ご自身で十分に注意を払われることを要望いたします．
　　　　　　　　　　　　　　　　　　　　　　　　　株式会社 南江堂

がん疼痛治療の進め方フローチャート

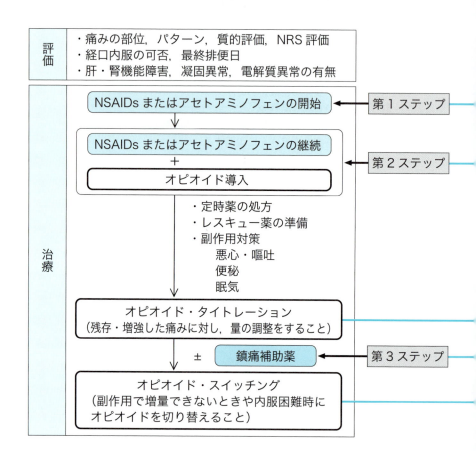

⇒p.14「Ⅰ-2 痛みの緩和を開始する」へ

⇒p.40「Ⅰ-4 オピオイドの併用を開始する」へ

⇒p.89「Ⅰ-7 オピオイドを痛みに対応させる」へ

⇒p.123「Ⅰ-9 神経障害性疼痛への対応〜鎮痛補助薬〜」へ

⇒p.89「Ⅰ-7 オピオイドを痛みに対応させる」,
　p.113「Ⅰ-8 在宅でもできる持続皮下注・静注方法」へ

I
痛み

I 痛み

SECTION 1 痛みの緩和の戦略

症例Aさん　その1

62歳，男性．3年前に大腸がんと診断され，手術施行．その後，リンパ節転移を認めたため化学療法を受けていた．3ヵ月前に肝転移，1ヵ月前に肺・骨転移を認めた．最近疼痛が強くなってきたため，入院して症状緩和を図っていくこととなった．

痛みの緩和の戦略─全体の流れ

がん疼痛緩和の基本は鎮痛薬による薬物療法である．患者の痛みの質や強さなどを評価し，段階的に鎮痛薬を併用していく．

1 WHOの鎮痛薬使用の5原則

WHO方式がん疼痛治療法における，守るべき原則を示す．

① by mouth（経口的に）
② by the clock（時刻を決めて規則正しく）
③ by the ladder（除痛ラダーに沿って効力の順に）
④ for the individual（患者ごとの個別的な量で）
⑤ with attention to detail（そのうえで細かい配慮を）

2 進め方

疼痛緩和の薬剤の併用方法を簡潔にまとめると，以下のようになる．

第1ステップ	NSAIDs（non-steroidal anti-inflammatory drugs，非ステロイド性抗炎症薬）/アセトアミノフェン±鎮痛補助薬
第2ステップ	NSAIDs/アセトアミノフェン＋少量の有効限界がないまたは有効限界があるオピオイド（≒医療用麻薬）±鎮痛補助薬
第3ステップ	NSAIDs/アセトアミノフェン＋十分量の有効限界がないオピオイド±鎮痛補助薬

この進め方はWHOがん疼痛治療法（WHOラダー）とよばれ，図1[1]に示した．

図1[1]をわかりやすくすると，図2のようになる．それぞれの鎮痛薬には役割があるため，可能な限り併用療法を検討する（図3）．このような3つのグループの薬剤を投与するのは，それぞれの薬剤の鎮痛効果が，異なる種類の疼痛に対し発揮されるためである．

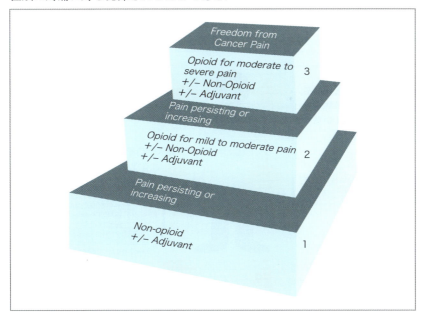

図1　WHO's Pain Relief Ladder
〔WHO's cancer pain ladder for adults（http://www.who.int/cancer/palliative/painladder/en/）〕
［参照 2018-5-24］

Ⅰ 痛み

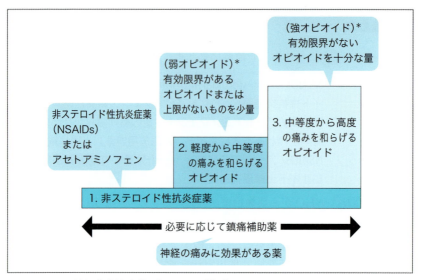

図2 WHOがん疼痛治療法（WHOラダー）
＊以前はオピオイドを第2ステップでは弱オピオイド，第3ステップでは強オピオイドとよんでいたが，現在は薬剤の種類ではなく痛みの強さで区別していることに注目してほしい．

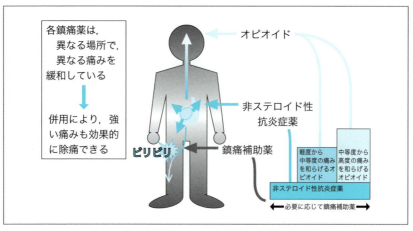

図3 異なる作用をもつ薬の組み合わせで強い痛みに対処する

疼痛治療の進め方をp.x（目次の次ページ）に示した．本項では，この流れを実践していくためのコツについて解説を進めていく．

まず行うこと

1 "WHOラダーのどの位置に患者がいるか"を知る

そのために，市販薬を含めた現在服用中の薬剤について患者に問診する．その上で次頁の痛みの評価を進めていく．

症例Aさん その2

・他院にて，ロキソプロフェン3錠　分3
・疼痛時，頓用でジクロフェナク坐剤（25 mg）1個/回が処方されていた．自己購入市販薬は，2年ほど前から頭痛に対し，ときどき市販のタイレノール®（一般名：アセトアミノフェン）を薬局で購入しており，今も1錠（300 mg）1日1〜2回内服していることがわかった．

Column

漢方薬にも麻薬鎮痛作用をもつものが含まれている

　ケシから抽出されたモルヒネは，初めて単離されたアルカロイドでした．環外に窒素をもつアルカロイドを含有する漢方薬として，附子（ブシ：キンポウゲ科ハナトリカブトなど），防已（ボウイ：ツヅラフジ科オオツヅラフジ），延胡索（エンゴサク：ケシ科エンゴサク）が代表的です．その他，威霊仙（イレイセン：キンポウゲ科サキシマボタンヅル），白芷（ビャクシ：ヨロイグサ等），川芎（センキュウ：セリ科センキュウ）にも鎮痛効果があることが知られています．

　たとえば，化学療法の末梢神経障害に用いることがある牛車腎気丸は，附子，茯苓（ブクリョウ），沢瀉（オモダカ），牡丹皮（ボタンピ），地黄（ジオウ），車前子（シャゼンシ），牛膝（イノコズチ）などが含まれていて，鎮痛効果がある漢方薬として読み解けます．

I　痛み

痛みの評価

痛みは全人的かつ包括的に評価を行うことが重要である．身体的，精神的，社会的，実存的（スピリチュアル的）な多方向から評価し，医師，看護師，薬剤師，臨床心理士，医療ソーシャルワーカー，リハビリテーションスタッフ（PT・OT），栄養士ら多職種によるチームでの評価を行っていく．ただし，まず身体的な苦痛が緩和されなければ会話も苦痛と思われ，本書では薬物療法を中心に述べており，そこにつながる評価について解説する．

> ① まず，患者の訴えを信じる
> ② 痛みの病歴のヒアリング（いつ，どこが，どのように痛むのか）
> ③ それぞれの痛みを列挙し優先順位をつける
> ④ それぞれの痛みの質を評価
> ⑤ それぞれの痛みの強さとパターンを評価
> ⑥ 以前の，または現在投与中の鎮痛薬を評価
> ⑦ ADL（日常生活動作）への影響を評価
> ⑧ 精神面，社会面への影響を評価
> ⑨ アルコール・タバコや薬物使用歴を評価
> ⑩ 適切な検査を行う
> ⑪ 患者，家族と短期的な，または段階的な疼痛緩和目標を立てる
> ⑫ 評価から治療への連続したケアの提供
> ⑬ 治療開始後の再評価
> ⑭ 患者，家族とさらに先の長期的なケアの計画を話し合う

評価のポイントとなるものとしては，①痛みの質，②痛みの強さ，③痛みのパターン，④本人の生活上の困りがあげられる．

1　痛みの質

図3のように，鎮痛薬が作用するところはそれぞれの種類で異なる．また，痛みにはオピオイドが効きやすいものと効きにくいもの（表1）があるため，質的評価を行うことは重要である（表2）．なお，腫瘍や治療後など原因が存在するがん疼痛では，心因性疼痛は他の疼痛と同列には考えない．

表1　オピオイドが効きにくい痛み

① 神経障害性疼痛（例：ヘルペス後神経痛）
② 交感神経痛
③ 膜の痛み（骨膜，髄膜，胸膜，腹膜）
④ 注射針のような速い痛み

表2　痛みの種類と特徴

痛みの種類		特徴	痛みの表現の特徴
侵害受容性疼痛	内臓痛	・体の奥の痛み ・オピオイドが効きやすい	「ズーン」「重ったるい感じ」場所がやや広く，はっきりしない
	体性痛	・膜の痛み（骨膜，腹膜，胸膜など） ・オピオイドが効きづらいことあり ・突出痛が出やすい ・レスキュー薬を準備しておく	「刺されたように」「ズキッと」場所が局在し，はっきりしている
神経障害性疼痛		・オピオイドが効きづらいことあり ・鎮痛補助薬を必要とすることが多い ・交感神経の痛みは温冷感，発汗，皮膚色の変化を伴う	「ビリビリ痺れているような」 「ヒリヒリ火傷のような」 「ビリッと電気が走るような」 「焼けるような」 「刺すような」 （体幹では）「締め付けられるような」
心因性疼痛		・がん疼痛の場合，心因性のみで疼痛を生じていると考えるより，上記疼痛の増悪因子としてとらえる ・鑑別診断が重要	一貫性に欠け変動が大きい．病態と一致しない．質的に特徴的な表現はない

a　問診の例（部位別）

① 疝痛：腸，胆道，尿管などの管腔臓器の痛みの聞き方
「ギュー，ギューと間欠的に間を空けて痛みますか」

② 腰椎仙骨レベルの神経障害性疼痛の聞き方
「座位になって足を前に伸ばすと痛みが強くなりますか」

③ 腸腰筋症候群の痛みの聞き方
「身体をまっすぐにしたり，仰向けになって足を伸ばすと痛みが強くなりませんか」

なお，交感神経の痛みには次のようなものがある．

- 冷感または温感を伴う痛み
- 冷感または温感による痛みの軽減または増悪
- 皮膚色の変化，発汗を伴う痛み

Ⅰ 痛み

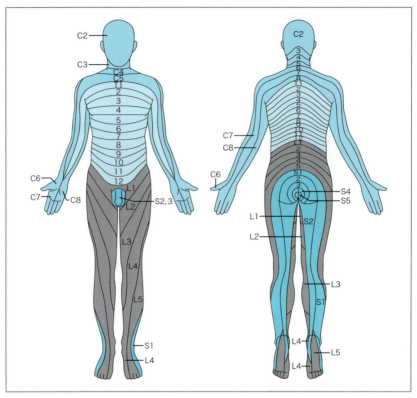

図4 皮膚の神経支配（デルマトーム）
末梢神経の支配領域を参考に治療を行う．

知覚神経の障害レベルについては，痛みの部位から検討する（図4）．肩甲骨（下位頸椎），腋下（Th4），心窩部（Th8），臍（Th10），鼠径（Th12/L1）を目安として覚えておくと便利である．

2 痛みの強さとパターン

主観的な症状の痛みを数値化し，薬剤の種類，量を調整したり副作用評価を繰り返していく．

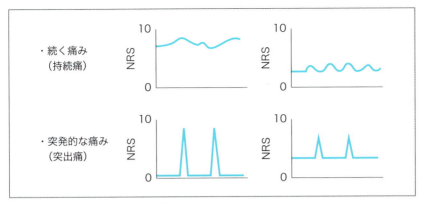

図5 "痛みのパターン"を確認する
比較的常に強く痛むもの，弱く痛むもの，普段はほとんど痛くないが突出的に痛みを感じるものなどを例にあげておく．弱い痛み，痛みがおさまっているときでも，患者は伝えやすい．

a 痛みの量の評価尺度
1）NRS（numerical rating scale）（図5）

スケール表は不要で，言葉で聞く方法である．聞き方の一例として，「耐え難い最悪の痛みを10とし，全く痛みがないものを0とします．今，どのくらいの痛みがありますか．また，この24時間で一番辛かったときはどのくらいでしたか」などが考えられる．

3 本人の生活の困りをたずねる

痛みに鎮痛薬を投与するのではなく，痛みがあって生活に支障が出ているため，生活の困りを改善させるために鎮痛薬を投与するというスタンスをとる．
　質問例としては，「痛みで目が覚めることはありますか」や「痛みで○○（日常生活の具体的なこと）ができないことはありますか」などがたずねやすい．
　なお○○には，「ゆっくりと座って食事する」「リラックス」「トイレに立つ」などが入る．患者の答えに続ける医療者側の言葉として，「それがもう少し楽にできるように痛み止めを使ってみませんか」といった説明が可能となる．
　なお，意識障害があるなどで痛みを表現できない患者の場合，声，表情，血圧の変動，せん妄の有無などから痛みの把握に努める．表情のなかでも特

Ⅰ 痛み

鎮痛療法の目的を相撲にたとえて患者に説明してみる

「がんが対戦力士，症状が土俵だとすると，痛みで土俵が荒れていると相撲はとれません．痛み止めは，身体が病気と向き合うための土俵を整えるためのものと考えてみましょう．上手に薬を使うと身体は休まり，よい状況をつくり出すことができます」などと説明すると，イメージしてもらいやすい．

なぜ，痛みがあると眠れないのか？

痛みの経路の一つに脊髄―視床下部路がある．視床下部は眠りなどの自律神経に関与しているため，ここに痛み信号が入ると，眠りが妨げられてしまう．また痛みで交感神経が刺激され，いつも緊張状態になってしまう．

よって疼痛下の不眠には，まず疼痛緩和を図った上で，次に眠剤を検討するという順になる．

に眉間にしわを寄せているかどうかは重要で，痛みの有無や強さを読み解く有効な手掛かりとなる．家族など身近な人の観察も情報となる．

鎮痛療法に関係するその他の評価

1 評価すべき項目

① 嚥下障害の有無
② 薬が飲めなくなるリスク（イレウスの可能性）
③ 今後急性腎障害を起こすリスク
④ 胸水，腹水の有無
→胸水や腹水があると薬剤の血中濃度がなかなか上がらない場合がある．
　また，一度上がると中止しても下がりが悪い．
⑤ 中枢性気道・気管狭窄の有無
→狭窄があると換気障害を起こす場合がある．
⑥ オピオイドの副作用のため過去に投与中止したことがないか

⑦ ケミカル・コーピングのリスク
→アルコール・タバコ歴など   …p.149
⑧ 薬の自己管理力

症例Aさん その3

患者は3種類の痛みを訴えた．
① 肛門周囲から臀部にかけての鈍い痛み
　　NRS 5〜8/10
② 左大腿部後面から末梢にかけての痺れるような痛み
　　（前屈や座位で増強する）
　　NRS 3〜5/10
③ 右側胸部の痛み．慢性的な鈍い重い痛み
　　（日常生活に差し障るほどの強い痛みではない）
　　NRS 4/10
痛みが病態に合致するかどうか，解剖学的に考えてみる（図6）．

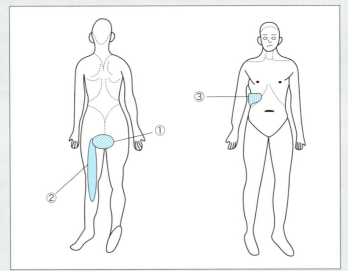

図6　痛みのボディチャート
画像により評価されたそれぞれの痛みの原因は，①直腸近傍リンパ節転移の痛み，②仙骨前面の腫瘍による神経障害性疼痛，③肝転移による痛み．

【血液検査結果】

Alb	3.2 g/dL	WBC	25x10^2/μL
AST/ALT	17/9 U/L	Hb	12.0 g/dL
ALP	167 U/L	Plt	18x10^4/μL
BUN/Cre	9.7/0.95 mg/dL	CRP	5.0 mg/dL
K	4.2 mEq/L	Ca	9.0 mg/dL

　肺転移はあるものの，呼吸が苦しいという感覚はない．
血圧：120/70 mmHg，脈拍：72回/分（整），SpO$_2$：99％，呼吸数：18回/分
胸部：呼吸音正常，心雑音なし
腹部：平坦軟，圧痛なし，腸蠕動音正常

【タバコ歴】20歳から54歳（2年前）まで　1日40本．2年前に止めた．
【アルコール歴】2年前に手術を受けて以来飲んでいない．
　採血結果からは，肝酵素の上昇はなく，栄養状態は不良ではない．白血球は下限をやや下回ってはいるが，血球成分には著しい問題は認められていない．腎機能はクレアチニンが上限をやや超えており，がん治療医との治療方針に関する意見交換や，注意深い経過の観察は必要である．特にNSAIDsまたはアセトアミノフェンのどちらを選択するか，または，これからの抗がん治療が肝・腎負荷をかけるものであればいずれもスキップしてオピオイドの開始とするのか，評価により痛みの治療方針は異なってくる．

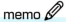

オピオイドを投与していても採血針の痛みは感じる

　Aδ神経線維は速い痛み（一次痛）を伝達し，C神経線維は遅い痛み（二次痛）を伝達する．オピオイドはC神経線維の疼痛によく効くことが知られている．患者にオピオイドが万能薬ではないことを伝えるとき，オピオイド投与中でも採血のときの注射針の痛みは消失しないことを想起させると理解してもらいやすい．

文 献

1) WHO's cancer pain ladder for adults
  (http://www.who.int/cancer/palliative/painladder/en/)

I 痛み

SECTION 2 痛みの緩和を開始する

除痛の目標設定―患者とともに目標を立てる

💡 短期的な目標と長期的な目標に分けて患者と話し合う．

1 短期目標を立てる

　痛みの治療を開始するとき，目標は「痛みを緩和すること」となってしまうことが多いが，これは長期的な目標である．まず，何を目指して治療に取り掛かろうとしているのか，短期に区切りながらロードマップを示す．この数日間，この1週間，次の外来まで，そういう段階的な短いスパンで，階段を一段上るための目標を患者とともに明確にしていく作業が，患者の不安の軽減にも，医療者内のチームビジョンとしても大切である．このことを海外ではケアゴールという言葉で表現するが，日本語の「ゴール」には"達成し，行き着く"という意味が含まれてしまう．ケアゴールとはむしろ日本語の「ステップ」の意味に近いため，一つ一つ達成しながら前に進んでいくような目標の設定を心掛けたい．

　患者が困ったと感じていること，まず取り組みたいと感じていることを話し合い，実現可能な目標（1～2日で達成できるような）から始めていく．

　小さなステップとして，以下に短期目標の例を示す．

- 「副作用なくオピオイドを導入しましょう」
- 「まず便を出してから，その後でオピオイドを増量しましょう．お通じが出るよう一緒にやっていきましょう」

- 「食事のとき，まず15分間座って食べられることを目指しましょう」
- 「寝返りをうっても目が覚める回数が今より少なくなるように3日間やってみましょう」
- 患肢に加重しなければ，車イスに痛みが軽い状態で移乗できることを目標に

2 長期目標を立てる

前述の，達成可能な小さな目標の先にある大きな目標（ビジョンや希望）について患者と話し合う．先のステップとして，長期目標の例を以下に示す．

- がん治療が完遂できる（例：15回の放射線治療を休むことなくやり終える）
- 在宅療養に移って孫と遊ぶことができる
- 歩いて退院し，家でトイレに自分で行くことができる

非ステロイド性抗炎症薬（NSAIDs）またはアセトアミノフェンを投与する

NSAIDsとアセトアミノフェンの臨床的な違いは，抗炎症効果の有無（表1），アラキドン酸カスケード（図1）への関与の有無である．

まずはじめに第1ステップとして，1種類のNSAIDsやアセトアミノフェンを開始する．薬剤は副作用を鑑みて，プロドラッグ，選択的COX-2阻害薬，アセトアミノフェンなどの種類，投与経路，内服回数などから選択する．鎮痛不十分ならば，速やかに次の第2，第3ステップへ進む．

表1 NSAIDsとアセトアミノフェンの臨床的な違い

効果	NSAIDs	アセトアミノフェン
鎮痛	あり	あり
解熱	あり	あり
抗炎症	あり	なし

Ⅰ 痛み

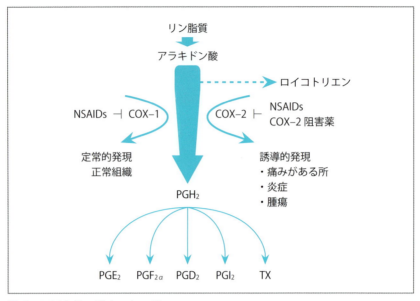

図1 アラキドン酸カスケード

1 NSAIDs

a 作用機序

　細胞膜にあるアラキドン酸は，シクロオキシゲナーゼ（COX）によりプロスタグランジン（PG）に変換される．COXには生体の全身に定常的に発現しているCOX-1と，炎症を伴う局所に誘導されて発現するCOX-2がある．これらのCOXによってアラキドン酸はPGに変換され痛みの閾値を下げ，疼痛を強く感じさせたり，リンフォカインの産生に関わるなどしてリンパ球を呼び寄せ，その炎症に対する生体反応を加速させたりする．NSAIDsは，このCOXを抑制することにより局所のPGの産生を抑え，炎症を抑えたり，痛みの閾値を維持するなどし，結果的に抗炎症，鎮痛，解熱効果をもたらしている（図1）．

b 副作用

　生体反応はCOX-1，2がPGを変換することにより維持されているが，

NSAIDs が COX-1, 2 を抑制する結果それが阻害され, 以下のような副作用が生じる.

1) 胃腸粘膜障害

胃粘液産生抑制, 胃酸分泌増加に加え, 血管内皮細胞の PG 抑制による血管収縮が胃粘膜血流の減少を招き, さらに障害を促進させる.

対応策として, ミソプロストール (サイトテック®), 高用量 H_2 受容体拮抗薬, プロトンポンプ阻害薬 (PPI) などのいずれかを投与する. なお, 坐剤を用いても, 成分は全身循環するため胃粘膜障害は生じることに注意が必要である.

2) 腎機能障害

クレアチニン上昇, 腎性腎機能障害などを引き起こす.

腎血管の血管内皮細胞の PG 抑制により腎血流量を減少させ, また, 糸球体濾過率 (GFR) を低下させることで腎性機能障害を招く.

3) 浮腫 (Na 貯留), 高 K 血症, 心不全悪化

腎機能障害によるものとは異なる病態を呈する.

PG は, 特に PGE_2 はヘンレ上行脚で Na 再吸収阻害作用があり, 利尿薬効果を減弱させる可能性がある. PG はレニン-アンジオテンシン-アルドステロン系 (RAAS) に作用し, レニンの合成を促進することが知られている. レニンはアンジオテンシン-アルドステロン系に関与しており, 遠位尿細管での K 排泄促進につながる.

したがって, NSAIDs 投与によって PG を抑制した結果, Na は再吸収促進, レニン分泌抑制による K の排泄低下を招き, 結果的に, 血中の Na 貯留による浮腫, クレアチニンの上昇がない高 K 血症を引き起こす. これはたとえば, 内服開始翌日などといった内服直後から出てくる副作用でもある点も, 腎機能障害の出現の仕方とは異なる. 軽度の場合は, NSAIDs の種類を変えることで対応できる場合もある.

降圧薬〔アンジオテンシン II 受容体拮抗薬 (ARB) またはアンジオテンシン変換酵素 (ACE) 阻害薬〕と利尿薬, NSAIDs の 3 剤併用は腎機能障害の発生を増加させたとする報告[1]があり, 注意が必要である.

4) 肝機能障害

プロドラッグには，肝臓でチトクローム P450（CYP）などの代謝を受け，活性体となるものもある．また，肝臓でグルクロン酸抱合を受けるもの（ロキソプロフェンなど）もあり，肝機能障害を引き起こす．劇症型肝炎となる場合もあるため，肝酵素の定期的な確認を行う．

5) 凝固能の低下

血小板凝集を抑制するトロンボキサン A_2 の合成阻害をきたす．抗がん治療による血小板減少状態の患者では出血のリスクを増加させるため，注意が必要である．不整脈に対する血栓予防としてのアスピリン投与は，この作用を効果的に利用している．

6) 皮疹

接触性皮膚炎，アレルギー，Stevens-Johnson 症候群，中毒性表皮壊死症（toxic epidermal necrolysis：TEN）などを認めることがある．セレコキシブでは注意を要する副作用である．

7) NSAIDs 喘息

図2に発症機序を示す．NSAIDs が COX を抑制することによってアラキドン酸から PG に進む経路が阻害される．これにより，アラキドン酸からロイコトリエンへの経路が促進され，その結果ロイコトリエンが増え気管の攣縮を招く．

8) 痙攣

ニューキノロン系抗菌薬と脂溶性 NSAIDs（フロベン®，ロピオン®）の同時投与時による痙攣の報告があり，基本的に併用は禁忌と考える．

c　副作用軽減のための薬剤設計

1) ドラッグデリバリーシステム（DDS）

a) プロドラッグ（表2）

未変化体として体内に吸収されたあと，代謝を受けてから変化体となり薬理活性が高まるタイプの薬剤の総称．これらの薬剤は，投与されたあと，

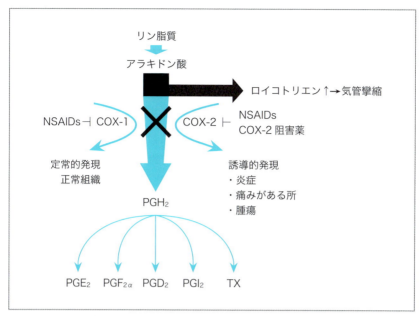

図2 NSAIDs 喘息を引き起こす，ロイコトリエンが増える機序

表2　プロドラッグの NSAIDs の種類

- ロキソプロフェン
- スリンダク（クリノリル®）
- ナブメトン（レリフェン®）
- フルルビプロフェンアキセチル（ロピオン®）
- ナプロキセン（ナイキサン®）
- アンピロキシカム（フルカム®）
- インドメタシン ファルネシル（インフリー®）
- プログルメタシンマレイン酸塩（ミリダシン®）

ターゲットとなる体内部位に到達して元の化合物となり薬理効果をもたらす．これによって，吸収時の胃腸粘膜障害や腎機能障害などの副作用回避が期待できる．

　たとえばロキソプロフェンは，カルボニル還元酵素によっておもに肝臓で活性型となるが，皮膚・筋肉にもこの酵素が存在しており，外用薬としての貼付剤でも皮膚や筋肉の局所で活性化され効果を得ることができる．

b）リポ化製剤

脂肪乳剤は炎症部位や血管損傷部位に集積する性質がある．これを応用したのがリポ化製剤とよばれるもので，フルルビプロフェンアキセチル（ロピオン®注）が代表的である．脂溶性のため組織移行がよい．

2）選択的 COX-2 阻害薬

図2で示したように，炎症や疼痛がある部位に誘導的発現をする COX-2 を選択的に阻害することによって，全身に定常的に発現している COX-1 阻害が原因となり引き起こされる障害を抑えることができる．

なお，心血管系の副作用のリスクを高めるとしてロフェコキシブ（国内未発売）が米国で販売中止となったが，セレコキシブは従来の NSAIDs と比べ差がなかったことから国内承認されている．

3）その他

腸溶剤，徐放剤，坐剤，注射薬，経皮吸収剤，皮膚外用剤，貼付剤があげられる．また，血中半減期が長いもの（表3）は患者のアドヒアランス向上としての利点はある．

このように，今や NSAIDs には多様な薬剤や剤型が存在し，どれでも同じ作用・副作用をもつわけではなくなっている．それぞれの違いを図3[2]，4[2] に示した．

d 鎮痛以外の PG の作用

PG は炎症惹起，血管新生促進，免疫抑制，アポトーシス阻害，ポリープなどのがん化，腫瘍浸潤や転移の促進[3]，破骨細胞形成促進[4] などの作用をもつことが知られており，NSAIDs はこれらの作用を抑制方向に向けるた

表3 1日1回内服投与の NSAIDs
- オキサプロジン（アルボ®）
- ピロキシカム（バキソ®）
- メロキシカム（モービック®）
- ナブメトン（レリフェン®）

2 痛みの緩和を開始する

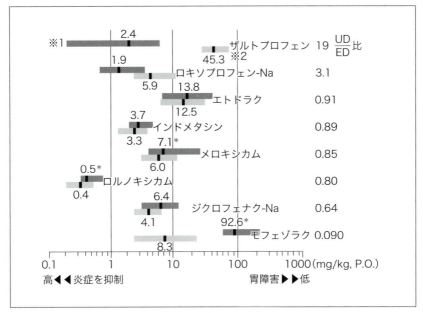

図3　抗炎症作用と胃損傷作用（ラット）

※1 ■ 抗炎症作用（ED50，n=6）数値が小さい（左方向）ほど，抗炎症効果が高い．
　　＊：ED40
※2 ■ 胃損傷作用（UD50，n=10）数値が大きい（右方向）ほど，胃障害が少ない．
　　▭ 平均値95％信頼限界

代表的NSAIDsの抗炎症作用と胃損傷作用を表したものである．■が左にあるほど炎症を抑える作用が強く，■が右にあるほど胃の障害が少ない．UD/ED比が大きいものほど胃に負担をかけずに炎症を抑制できる．

[方法]　抗炎症作用：絶食ラットに各種NSAIDsを経口投与後，カラゲニンを後肢足蹠皮下に投与し浮腫率を測定
　　　　胃損傷作用：絶食ラットに各種NSAIDsを経口投与後，屠殺して胃を摘出し粘膜損傷の発生頻度を測定

（西岡浩一郎，ほか：Zaltoprofenのcyclooxygenase阻害作用の選択性とprostaglandin生合成抑制作用の組織選択性との関連．炎症 20：247-255，2000 より許諾を得て改変し転載）

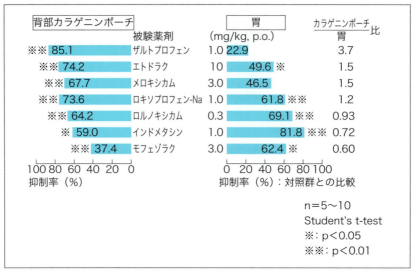

図4 PGE$_2$生合成抑制作用（ラット）
疼痛部位のPGと胃のPGの抑制率をみたものである．疼痛部位の抑制率が高いほど，鎮痛効果が期待される．胃部は抑制されると血行不良となり障害をきたしやすくなる．よって背部は抑制率が高く，胃部は低いものが，副作用が少なく除痛効果が得られるものといえる．

方法 絶食ラットにカラゲニン生理食塩液を背部に投与後，各種NSAIDsを経口投与し，背部炎症部位および胃体部のPGE$_2$量を測定．

（西岡浩一郎，ほか：Zaltoprofenのcyclooxygenase阻害作用の選択性とprostaglandin生合成抑制作用の組織選択性との関連．炎症 20：247-255，2000より許諾を得て改変し転載）

め，悪性腫瘍に対しては好ましい反応といえるかもしれない．

ただし悪性腫瘍であっても，原発臓器によって炎症を惹起する程度に差があることがわかっている．COX-2の発現度を炎症の程度として捉えると，表4[5]のようにがん種による発現の差が報告されている．

たとえば，肺がんでも小細胞肺がんはCOX-2の発現は弱く，腫瘍周囲の炎症は低い性質をもっていることがわかる．このことから，NSAIDsが効きやすい痛みはあまり伴っておらず，鎮痛以外の局所応答も起こしていない可能性が高いことが推測できる．一方非小細胞肺がんは，COX-2の発現にばらつきは大きいものの炎症は強い傾向にあり，鎮痛薬としてNSAIDsが効きやすい痛みを伴っている可能性が高いと考えられる．

表4 COX-2のがん種別過剰発現

悪性腫瘍の種類	COX-2過剰発現率(%)
大腸	60〜100
胃	6〜75
食道	78〜100
膵臓	31〜90
肝臓	33〜100
肺(非小細胞)	30〜95
肺(腺)	41〜100
肺(扁平上皮)	20〜100
肺(小細胞)	弱い
前立腺	0〜87
膀胱	31〜75
乳腺	29〜89
子宮(頸)	28〜100
子宮(内膜・体)	39
卵巣	42〜79
頭頸部	100
メラノーマ	68

(Choy H, Milas L: Enhancing radiotherapy with cyclooxygenase-2 enzyme inhibitors: a rational advance? J Natl Cancer Inst 95: 1440-1452, 2003 より引用)

memo

NSAIDs皮膚外用剤の使い分け

皮膚外用剤(いわゆる湿布)には水溶性(多くは白いもの)と脂溶性(多くはベージュ)がある．水溶性(白)は，スーッとする刺激がゲートコントロール作用をもたらし楽になるが薬効は持続しない．脂溶性(肌色)は，成分が局所にとどまり薬効が持続する．吸収が極めて良好で，薬剤によっては局所にとどまらずに全身循環に入り，NSAIDsとして全身の血中濃度を上昇させる可能性があるものも存在する．そのため痛いからと背中や腰に一度に何枚も貼ることは避けるよう説明する(特にロキソニン®テープ)．また，日光による色素沈着作用をもつものがあるため注意が必要である．

…p.37 図4 ゲートコントロール

処方例：NSAIDs

[経口薬]

- ロキソプロフェン（ロキソニン®など） 180 mg，分3
  プロピオン酸系プロドラッグ．抗炎症効果が安定しており，胃腸障害は比較的抑えられている．肝障害に注意．
- ナプロキセン（ナイキサン®など） 300〜600 mg，分3
  プロピオン酸系プロドラッグ．腫瘍熱に効果があるといわれるが，その機序は明らかではない．局所PGだけではなく中枢PGに作用する可能性が否定できない[6]．
- スリンダク（クリノリル®など） 300 mg，分2
  プロドラッグで，腎組織で再度，非活性型に変換されるため腎障害が少ないと報告されている[7]．肝障害に注意．
- セレコキシブ（セレコックス®） 200 mg，分2
  選択的COX-2阻害薬．胃腸障害，腎障害は非選択的NSAIDsに比較して低いと考えられている．なお，400 mg/日は関節リウマチ，術後・外傷後・抜歯後の消炎・鎮痛に認められている．

[坐剤]

- ジクロフェナク坐剤（ボルタレン®など） 25〜50 mg，1〜4個/日
  非経口投与であっても胃腸障害を引き起こしうる．脂溶性であることから，アンペック®坐剤と併用するとモルヒネの吸収を高める．

[注射薬]

- フルルビプロフェンアキセチル（ロピオン®） 注射薬（50 mg/5 mL）1A/生食50 mL/回，点滴静注1〜3回/日
  リポ化製剤である．静注が可能であるが，末梢投与では血管障害（血管炎）を起こしやすいため希釈したほうがよい．半減期が5時間前後であるため，ゆっくりと投与したほうが効果は持続し，炎症が強い患者に起こりやすい投与後発汗を抑えられる．2008年4月より在宅での投与が保険上認められるようになった．なお，痙攣のリスクがあるためニューキノロン系抗菌薬との併用は行わないこと．

2 アセトアミノフェン

a 鎮痛機序

現在のところはっきりと判明していないが，PG合成阻害，中枢でのカンナビノイド受容体への作用や下行性セロトニン経路の賦活化[8]などの報告がある．したがって，"NSAIDsの代替薬ではなく，中枢作動作用も併せ持つ第1ステップの薬剤"として位置づけたい（カンナビノイドは大麻に含まれる化学物質でもある）．なお，抗炎症効果はない[9]．

b がん治療患者にNSAIDsより投与しやすい理由

一方で，COXが定常発現している血管内皮や血小板凝固因子に作用しないことから，腎機能障害，胃腸粘膜障害，凝固異常のリスクは少なく，抗がん治療によって腎機能障害や血小板減少をきたしている患者では，NSAIDsより投与しやすい．

進行がん患者でオピオイドと併用することは，がん疼痛をはじめ生活全般を有意に改善すると報告されている[10]．

c 解熱作用

脳内の発熱中枢のPGを抑制することで得られると考えられている．

d 投与量

国内での投与量の拡大（2011年）により，強い痛みに対しては1g/回，4g/日を超えない量が保険適用となっている．しかしながら，肝機能障害，多飲酒者，低栄養，高齢者，脱水を疑う患者には減量が必要である．

e 静注と経口

基本的には等力価量であり，経口400mg/回が維持量なら，静注400mg/回となる．投与回数も原則同じである．血中濃度としてCmax（ピークの高さ）は異なるが，T1/2（代謝にかかる時間）は経口内服と同等となる．

f アセトアミノフェンの代謝経路と毒性

アセトアミノフェンは95％が肝代謝であり，CYPによって毒性をもつ N-アセチル-P-ベンゾキノンイミン（NAPQI）となり，さらにグルタチオン抱合によって無毒化され尿から体外へ出る（図5）．

アセトアミノフェン中毒は，単回大量服用によりグルタチオンが枯渇し，NAPQIが増えることによる肝・腎細胞壊死である．したがって，グルタチオン前駆体の N-アセチルシステインを8時間以内（24時間以内でもある程度の効果あり）に投与することで予防が可能である．ただし，反復投与後は無効の可能性がある．

毒性が上昇する条件としては，肝機能障害，アルコール多飲，低栄養のため元々グルタチオンの枯渇状態にある場合や，フェノバール®，カルバマゼピン，フェニトイン，リファンピシンなどのCYPを誘導する薬剤（代謝が促進し，NAPQI濃度が上昇）と併用した場合があげられる．

g 副作用

おもに肝機能障害，アナフィラキシー，TENが認められる．低栄養・悪液質やアルコール多飲下では，肝機能障害やNAPQI上昇をきたしやすくなる．

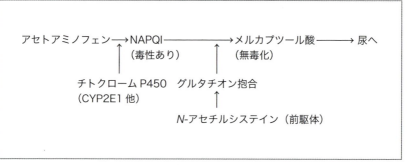

図5 アセトアミノフェンの代謝経路

💊 処方例　アセトアミノフェン

[経口薬]
- アセトアミノフェン（アセトアミノフェン「JG」®，カロナール® など）
  2,000〜4,000 mg，分 3〜4

　抗炎症効果はないが，胃腸障害，腎障害，出血傾向のリスクがある患者にも比較的安全に第1ステップ薬として使用できる．十分な量の投与が必要（本文参照）．

[坐剤]
- アセトアミノフェン坐剤（アンヒバ®，カロナール®）（200 mg）
  4〜6個，分 3〜4

　小児薬であるため，挿肛個数を維持しなければ効果が期待できない．

[注射薬]
- アセトアミノフェン静注薬（アセリオ®）（1,000 mg/100 mL）
  1ボトル〜適宜減量 / 回，投与間隔は 4〜6 時間以上
  静注，効果発現 5〜10 分，Tmax 15 分．

　投与量・回数は経口内服と同じでよい．投与速度は 15 分 / 回．脳血液関門を通過するためにはある程度の投与スピードが必要だが，心負荷がかからないよう注意を要する．体重 50 kg 以下の患者への投与は添付文書を確認のこと．

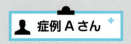

症例Aさん　その4

不定期投与だったジクロフェナクから，セレコキシブ（100 mg）2錠分2朝夕の定期的な投与とした．それによって3種類の痛みの強さは，以下のように変化した．

① 肛門周囲から臀部にかけての鈍い痛み
　NRS 5〜8/10 → 5/10

② 左大腿部後面から末梢にかけて痺れるような痛み
　（前屈や座位で増強する）
　NRS 3〜5/10 → 2〜5/10

③ 右側胸部の痛み．慢性的な鈍い重い痛み
　（日常生活に差し障るほどの強い痛みではない）
　NRS 4/10 → 2/10

①は痛みの波はなくなったが，生活に支障がある痛みが持続していた．②については，体をまっすぐにしていればNRS 2/10であったが，患者は「労作によって屈曲すると，同じ5点以上の程度の痛みが続く」と話した．

　NSAIDsまたはアセトアミノフェンが投与されても痛みがあるならば，第2，第3ステップへ進む．

文　献

1) Lapi F, et al：Concurrent use of diuretics, angiotensin converting enzyme inhibitors, and angiotensin receptor blockers with non-steroidal anti-inflammatory drugs and risk of acute kidney injury: nested case-control study. BMJ **346**：e8525, 2013
2) 西岡浩一郎，ほか：Zaltoprofenのcyclooxygenase阻害作用の選択性とprostaglandin生合成抑制作用の組織選択性との関連．炎症 **20**：247-255, 2000
3) Koki AT, et al：Characterization of cyclooxygenase-2 (COX-2) during tumorigenesis in human epithelial cancers: evidence for potential clinical utility of COX-2 inhibitors in epithelial cancers. Prostaglandins Leukot Essent Fatty Acids **66**：13-18, 2002
4) Raisz LG, et al：Prostaglandins: mechanisms of action and regulation of production in bone. Osteoporos Int **3**（**Suppl 1**）：136-140, 1993
5) Choy H, Milas L：Enhancing radiotherapy with cyclooxygenase-2 enzyme inhibitors: a rational advance? J Natl Cancer Inst **95**：1440-1452, 2003

6) Bazan NG, et al：Cyclooxygenase-2 and presenilin-1 gene expression induced by interleukin-1beta and amyloid beta 42 peptide is potentiated by hypoxia in primary human neural cells. J Biol Chem **277**：30359-30367, 2002
7) 川合眞一：非ステロイド抗炎症薬の選び方と使い方．南江堂，東京，p92, 2002
8) Anderson BJ：Paracetamol（Acetaminophen）：mechanisms of action. Paediatr Anaesth **18**：915-921, 2008
9) Mattia C, et al：What anesthesiologists should know about paracetamol（acetaminophen）．Minerva Anestesiol **75**：644-653, 2009
10) Stockler M, et al：Acetaminophen（paracetamol）improves pain and well-being in people with advanced cancer already receiving a strong opioid regimen: a randomized, double-blind, placebo-controlled cross-over trial. J Clin Oncol **22**：3389-3394, 2004

SECTION 3 オピオイドの基本

依存と鎮痛―なぜ,がん疼痛患者に麻薬を処方しても依存を形成しないのか?

　人が快・不快を感じそれを記憶している状態は,図1のように脳内のドパミン投射によって決まってくる.

　健康な状態の脳(図2)では,"嫌悪物質"と"快楽物質"であるドパミンはバランスを保っている.この状態でオピオイドを用いると,ドパミンが優位になる.

　これに対し,止めたいのに止められない,陶酔感を感じるような依存状態の脳は,腹側被蓋野から前頭前野や側坐核に向けて投射されるドパミン(図1)が増大し,強化効果や報酬効果を認めている状態である.これが依存である.

　慢性疼痛下の脳では,"嫌悪物質"が"快楽物質であるドパミン"以上に認められるようになり,ドパミンは枯渇方向に傾き,バランスを崩す.そして集中力の低下,意欲の低下などで普通の生活を送ることが困難になってしまう.

　痛みのためこのドパミンが嫌悪物質に負けている状態でオピオイドを用いると,嫌悪物質の減少と快楽物質のドパミンの取戻しによりバランスが再度とれるようになる(図2).

　これにより,痛みの治療が良好な脳は健康な状態の脳と同じ状態に戻る.

　なお,慢性的な疼痛下にある患者は,痛みの原因が内臓であっても中枢が異常な状態となっており,集中できない,治療に取り組めないなど,普通の

3 オピオイドの基本

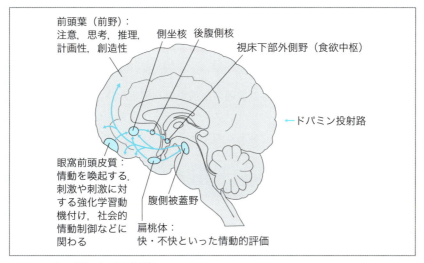

図1 ヒトの脳における報酬システム
腹側被蓋野からドパミンが前頭前野に向けて投射される．報酬効果が現れるとき，このドパミン投射量が増加する．一方，ドパミンが枯渇するとより不快に感じたり，社会的な制御がきかなくなったり，集中したり思考することが困難と感じるなど普通の生活に支障をきたしてくることが予想される．
なお，側坐核は「やる気中枢」とも言われ，ここのドパミンが減少すると，物事への意欲がわきにくくなってしまう．

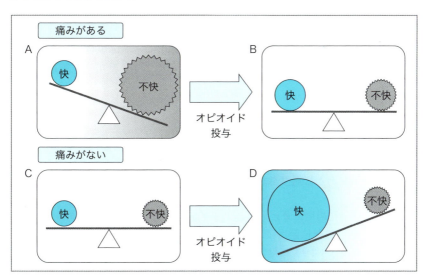

図2 慢性疼痛下では，麻薬依存・耐性は生じない
快：快楽物質（ドパミン），不快：嫌悪物質．脳内の投射量のバランスを図にしたもの．

31

生活の障壁となっていることもある．痛みを我慢することは，その人らしさを失ってしまうことと言っても過言ではない．つまり，患者に長期間痛みを我慢させて慢性化を招いてはいけないのである．

慢性疼痛下の脳での異常事態は，オピオイドの投与である程度正常化させることができる．多くの患者は普通の生活を取り戻したいと希望する．そのために疼痛緩和を図り，脳のバランス異常を予防し改善させることは，患者の目標に近づくための一歩でもあるのである．

オピオイドの乱用防止に向けた取り組み

オピオイドは，疼痛緩和への有益性と，乱用による公衆衛生上の危険との背中合わせにある．ケミカル・コーピングは，この中間帯に存在する，オピオイドに対する無意識の志向である．

米国ではすでに依存，乱用が大きな社会問題となっているが，日本においても，非がん疼痛への適応拡大や在宅医療推進などの背景があり，今後，乱用を予防していくことは大変重要である．疼痛緩和に取り組む医療者として，医療用麻薬・オピオイドの普及啓発を行っていく立場にあるからこそ，乱用予防に注力する義務がある．

2018年3月末，厚生労働省医薬・生活衛生局は，各都道府県薬務主管部宛に，「医療用麻薬の乱用防止製剤について」として，医療機関，薬局，医薬品製造販売者に対し，乱用防止対策の重要性の周知，乱用防止製剤の使用

memo

がん疼痛であれば，オピオイドの依存になることはないだろうか？

慢性的に経過したがん疼痛であっても，適切なオピオイド投与によって除痛に至ったあとに過度な増量やレスキュー使用を行えば，依存形成の可能性はある．

それを防ぐために，オピオイド・タイトレーション（p.90）を行うのである．また，依存に至ってはいないが，その一歩手前であるケミカル・コーピング（p.149）には注意が必要である．

なお，投与量が多すぎても少なくてもよくないので，オピオイドには「適正使用」という言葉を用いる．

3 オピオイドの基本

> Column

オピオイドの依存と鎮痛についてわかりやすく伝える方法

以下のような話をするとわかりやすいです．

「痛みをずっと長く我慢していると，脳は日照りになってしまいます（Ⓐ）．カラカラの土地です．ここに水を撒くとしっとりとよい土に戻ります（Ⓑ）．

痛みがない状態では，普通の土の状態です（Ⓒ）．ここに水を撒くとビショビショの水たまりになってしまいます（Ⓓ）．これが依存状態です．

痛みが強く，日照り状態（慢性疼痛状態）で，オピオイドで治療をしました．それによって，しっとりした土地になりました（鎮痛状態）が，その後，痛みがないのにオピオイドを眠剤代わりに内服していたりするとビショビショの水たまりになってしまうことがないわけではありません（ケミカル・コーピング状態，p.149 参照）．ですからオピオイドの量は，痛みがとれて，かつ多すぎないちょうどよい量をそのときそのときで調整していくこと（オピオイド・タイトレーション，p.90 参照）が大切です．

痛みの変化をみながらオピオイドを増やしたり減らしたりするのは，よい土の状態を保つための工夫です．一緒にやっていきましょう」

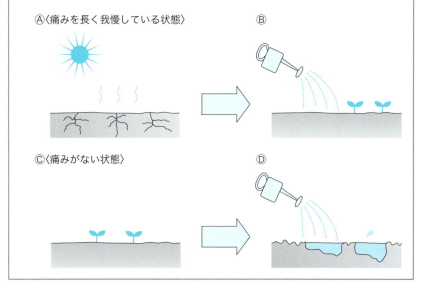

や技術，開発等の検討を指導するよう通達した（薬生薬審発 0329 第 23 号，薬生監麻発 0329 第 2 号）．

日本では，オキシコンチン®の乱用防止製剤としてオキシコンチン® TR 錠が 2018 年より使用開始となった（p.50「I-5 オピオイド各論」参照）．なお，オキシコンチン® TR 錠への切り替えが，一定の乱用防止として効果を上げていることが報告されている[1]．

有効限界の有無

「有効限界がない」とは，一定の投与規則に従って副作用管理を行えば，どこまででも増量することができ，その増量にある程度比例して鎮痛効果が期待できることを指す．「天井値がない」と同義である．

有効限界がないオピオイドは，古典的な分類ではあるが強オピオイドに属し，表 1 のものが推奨されている．

「有効限界がある」とは，ある程度増量すると，それ以上増量しても鎮痛効果が頭打ちになることを指す．そのオピオイドは，古典的な分類である弱オピオイドに相当し，表 2 のものががん疼痛に投与できる．

なお，オピオイドではあるががん疼痛に対しては用いない薬剤もあるので注意する（表 3）．

表 1　有効限界がないオピオイド

・モルヒネ
・オキシコドン
・ヒドロモルフォン
・フェンタニル
・メサドン

（2018 年 4 月現在）

表 2　有効限界があるオピオイド

・トラマドール
・タペンタドール（厳密には，500 mg 以上の線上的効果増強の報告がない）
・コデインリン酸塩
・ブプレノルフィン

（2018 年 4 月現在）

表 3　がん疼痛には用いないオピオイド

ペンタゾシン（ソセゴン®，ペンタジン®）	モルヒネの部分的拮抗薬で有効限界がある．陶酔感などの精神症状を呈しやすい．用いてよいとき：検査後痛，術後痛などいずれ必ずオピオイドの使用中止が見込める疼痛
アヘンアルカロイド・アトロピン配合（パンアト®）	有効限界があるアトロピンを含んでいるため，増量に限界がある．他のオピオイドとの換算比も不明

オピオイドの強弱

1 WHOラダー中等度の疼痛に対し用いる第2ステップのオピオイド（表4）[2]

　かつては第2ステップは弱オピオイド，第3ステップは強オピオイドと分類されていたが（図3），量の調整をすることで，疼痛の強弱（高度～軽度）に対応するよう変わってきた．欧州緩和ケア学会（EAPC）2012年のガイドラインでは，モルヒネ，オキシコドン，ヒドロモルフォンは有効限界がないことから以前は第3ステップの薬剤として分類されていたが，少量投与により軽度の痛みに対応することが可能であることから，表4[2]のように提言している．

　現在のWHOラダーでは，第2ステップは「軽度から中等度の疼痛」に対応するオピオイド（弱，強オピオイドの別なく，投与量で調整し対応させる），第3ステップは「高度の疼痛」に対応するオピオイドと示されている（図3）．

　なお，第2ステップの弱オピオイドは薬効が弱いというのは誤りで，決して弱いわけではない．弱オピオイドとは有効限界があるもの，有効限界の有

処方例

通常投与量として添付文書に記載されているトラムセット®4錠は，他のオピオイドに換算すると何mgになるか計算してみたい．
トラムセット®（トラマドール37.5 mg，　アセトアミノフェン325 mg）　4錠
　＝トラマドール150 mg，　アセトアミノフェン1.3 g
　＝モルヒネ　　　30 mg*1，　アセトアミノフェン1.3 g
　＝オキシコドン　20 mg*2，　アセトアミノフェン1.3 g

徐放剤の初期投与開始最少量はモルヒネでは20 mg，オキシコドンでは10 mgである（p.42）．添付文書投与量のトラムセット®4錠はすでにその量を上回っている．高齢者らへの開始投与量は0.5錠/回とすることも検討してほしい．　　*1トラマドール：モルヒネ＝5：1，　*2モルヒネ：オキシコドン＝3：2

I 痛み

表4 軽度から中等度の痛みに対して用いる WHO 第2ステップのオピオイドの考え方

	性質とコメント	
コデインリン酸塩	第2ステップのみ．海外ではアセトアミノフェンとの合剤がある． ≧360 mg/日は推奨されない	第2ステップ薬として使用
トラマドール	第2ステップのみ．アセトアミノフェンとの合剤がある． ≧400 mg/日は推奨されない	
ハイドロコドン	第2ステップのみ．国内未発売	
オキシコドン	少量投与（例：≦20 mg/日）で第2ステップの薬剤として用いることができる	第3ステップ薬であるが，少量投与とすれば第2ステップ薬として位置づけられる
モルヒネ	少量投与（例：≦30 mg/日）で第2ステップの薬剤として用いることができる	
ヒドロモルフォン	少量投与（例：4 mg/日）*で第2ステップの薬剤として用いることができる	

第2，3ステップ，強弱オピオイドという名前に左右されず，患者にとって最適な薬剤を選択すればよい．
＊：国内ではさらに低用量の2 mg錠が発売されている．
(Caraceni A, et al：Use of opioid analgesics in the treatment of cancer pain: evidence-based recommendations from the EAPC. Lancet Oncol 13：e58-68, 2012 より引用)

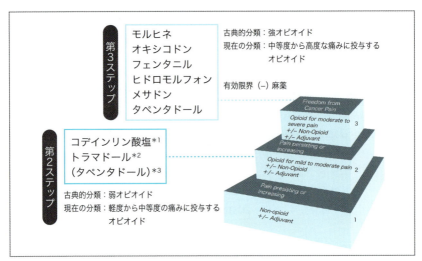

図3 がん疼痛治療に推奨されるオピオイド
*1：有効限界（＋）1％非麻薬，10％麻薬
*2：有効限界（＋）非麻薬
*3：有効限界のデータなし，麻薬，第3ステップ薬いずれかに限定されていない

無が明確ではないものをいい，強オピオイドとは有効限界がないものをいう．「弱」という言葉から受けるイメージで誤解することのないよう気をつけてほしい．なお，強オピオイドを，等鎮痛力価換算した少量投与にすれば，弱オピオイドと同じ量に設定することができる（表4）[2]．

オピオイドの徐放剤と速放剤

オピオイドには，同じ薬剤に徐放剤と速放剤の2種類がある．

- 徐放剤：長く安定して効く．依存形成は速放剤より少ない．一方，細かな増減には向かない．定時薬に用いる．
- 速放剤：速く効いて，速く切れる．レスキュー薬．代謝遷延が予想される場合の初回投与に用いる．血中濃度は徐放剤より一過性に高くなるため，初回投与に用いるときはTmax時の意識に留意

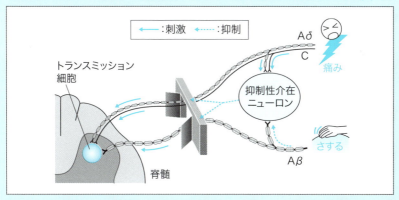

図4　ゲートコントロール

Column

OIH・耐性・退薬症状について

- **opioid induced hyperalgesia（OIH）オピオイド誘発性痛覚過敏**
  鎮痛薬であるオピオイドが痛みを悪化させてしまう現象．
- **耐性**
  同じ量の薬物を投与しても効果が減弱し，同等の効果を得られず増量が必要となる状態．俗に禁断症状といわれるものである．
- **退薬症状**
  オピオイドの血中濃度が急に低下することにより，痛みの悪化と精神・神経症状を呈する状態．

　これらはいずれも，痛みの悪化として表現されます．
　動物実験にて，モルヒネの反復投与により，μオピオイド受容体を介して脊髄ミクログリアにBKチャネルα/β3サブタイプが特異的に発現し活性化，それがミクログリア細胞内でイオン環境を変え，脳由来神経栄養因子（BDNF）を分泌誘導することによって痛みが増強することが明らかになりました[3]．急性耐性，OIHの報告のなかには，ケタミンを併用することにより発症の予防ができる場合があり，NMDA受容体の関与を示唆する報告もあります[4〜6]．フェンタニル投与時に認められるμ受容体が細胞膜より下に潜り込んでしまう陥入現象は，耐性に関与しているのではないかと推測されています[7]．フェンタニルおよびオキシコドンでは，μオピオイド受容体が細胞膜上から内側に潜り込む現象が認められています．膜上から消えれば，薬剤を増量しても効果は出てこなくなります．これが耐性の原因の一つである可能性が考えられています[7]．これを予防するために，オピオイド・スイッチングを適宜行ったり，NSAIDsや補助薬を併用しながら適切な投与量になるようコントロールを心がけることが重要と考えられています．

する（口腔錠はオピオイド投与歴がない患者には用いてはいけない）．

- 定時薬：時間を決めて投与する．徐放剤を用いる．
- レスキュー薬：痛みの悪化に対応する臨時の追加薬．速放剤（p.43『I-4 オピオイドの併用を開始する「b レスキュー薬」』参照）．

文 献

1) Cicero TJ, et al：Effect of abuse-deterrent formulation of OxyContin. N Engl J Med **367**：187-189, 2012
2) Caraceni A, et al：Use of opioid analgesics in the treatment of cancer pain: evidence-based recommendations from the EAPC. Lancet Oncol **13**：e58-68, 2012
3) Hayashi Y, et al：BK channels in microglia are required for morphine-induced hyperalgesia. Nat Commun **7**：11697, 2016
4) Richebé P, et al：Low doses ketamine：antihyperalgesic drug, non-analgesic. Ann Fr Anesth Reanim **24**：1349-1359, 2005
5) Joly V, et al：Remifentanil-induced postoperative hyperalgesia and its prevention with small-dose ketamine. Anesthesiology **103**：147-155, 2005
6) Rivat C, et al：Fentanyl enhancement of carrageenan-induced long-lasting hyperalgesia in rats: prevention by the N-methyl-D-aspartate receptor antagonist ketamine. Anesthesiology **96**：381-391, 2002
7) Imai S, et al：Differences in tolerance to anti-hyperalgesic effects between chronic treatment with morphine and fentanyl under a state of pain. Nihon Shinkei Seishin Yakurigaku Zasshi **26**：183-192, 2006

Ⅰ 痛み

SECTION 4　オピオイドの併用を開始する

> 　症例Aさん　　　　　　　　　　　　　その5
>
> 　NSAIDs（セレコキシブ）の開始で，痛みの強さは以下のように変化した．
>
> ① 肛門周囲から臀部にかけての鈍い痛み
> 　　NRS 5〜8/10 →　5/10
> ② 左大腿部後面から末梢にかけて痺れるような痛み
> 　　（前屈や座位で増強する）
> 　　NRS 3〜5/10 →　2〜5/10
> ③ 右側胸部の痛み．慢性的な鈍い重い痛み
> 　　（日常生活に差し障るほどの強い痛みではない）
> 　　NRS 4/10　 →　2/10
>
> 　①は痛みの波はなくなったが，生活に支障がある痛みが持続していた．
> 　②については，体をまっすぐにしていればNRS 2/10であったが，患者は「労作によって屈曲すると，5点以上の程度の痛みが続く」と話した．
>
> 　そこで患者と話し合い，オピオイドを併用し，同時に副作用対策をとることとした．

開始方法

まず，第2ステップのオピオイド少量投与とするか，第2ステップはスキップして第3ステップから十分な量を開始とするかを選択する．

第2ステップ（少量投与）を選択する目安としては，①痛みが軽度〜中等度，②責任病巣の進行はゆっくり，③高齢者（70歳程度），④衰弱，⑤腎不全がある，⑥以前オピオイドで副作用が強く，ドロップアウトしたことがあるなどの理由があげられる．

なお，WHOの鎮痛薬使用の5原則（p.2「Ⅰ-1 痛みの緩和の戦略」参照）についても常に頭に入れておくこと．

1 開始方法

a オピオイドの選択

p.36「Ⅰ-3 オピオイドの基本」表4，図3を参照の上，使用するオピオイドを選択し，痛みの強さに合わせて投与量を決める．

オピオイドの開始量は○mgと決まっているわけではなく，残存する痛みの強さに合わせた投与量を選択すればよい．

なお，骨折などの急性疼痛のときは急速なタイトレーションを実施するために，静注，皮下注などによる鎮痛程度の確認（効果のスクリーニング）と，呼吸数や眠気の観察（過量のスクリーニング）を行いながら，量を増減させ，至適量を決定していく．

b 投与経路の決定

・できるだけ経口投与とする．
・ただし，疼痛が強いとき，急性痛のとき，身体変化が予測されるとき（急性腎機能障害など）は，急速なタイトレーション（増減）が細かにできる静注を選択する．
・衰弱で内服できないとき，1〜2週間以上排便がないとき，イレウスを疑うとき，嘔吐しているときは非経口投与を検討する．

Ⅰ 痛み

 次のステップに進んでも，NSAIDs またはアセトアミノフェンは原則中止しない．

c 投与の中止を要するとき
1) NSAIDs
アレルギー，胃腸粘膜障害，腎機能障害，出血傾向（凝固能を減弱させるため．これを治療に応用したのが心血管イベント予防のアスピリン）が現れた場合や，肝機能障害時のプロドラッグなどでは投与を中止する．特に抗がん治療中は注意が必要である．

2) アセトアミノフェン
アレルギー，肝機能障害，皮疹〔表皮性中毒疹（TEN）など〕が現れた際は投与中止とする．

2 定時薬とレスキュー薬

a 定時薬
1) 経口薬・貼付剤
疼痛の有無にかかわらず，時間を決めて定期的に投与するオピオイド．徐放剤を用いる（p.37『Ⅰ-3 オピオイドの基本「オピオイドの徐放剤と速放剤」』参照）．

> 処方例
> ・オキシコドン徐放錠（例：オキシコンチン®）（5 mg） 2錠，分2（8時，20時）
> ・モルヒネ徐放剤（例：カディアン®）（20 mg） 1カプセル，分1（20時）
> ・ヒドロモルフォン（例：ナルサス®）（2 mg） 2錠，分1（20時）

速放剤を半減期に合わせて4時間ごと，6時間ごとに投与することもできるが，次の薬剤の前に切れ目を作ってしまうことがある．一時的に対処するときの方法の一つである（p.148『Ⅰ-10 痛みとその周辺症状の管理が複雑な場合〜応用編〜「a 在宅療養中，患者が定時薬を切らしてしまった場合」』参照）．

2）静注・皮下注

24時間一定の流速で持続投与する．増量や減量するときは，流速を増減させる．

b　レスキュー薬

痛みの悪化に対する臨時の追加薬をレスキュー薬といい，その薬用量をレスキュー・ドーズという．速放剤を用いる（速く効いて，速く切れる）．投与経路は経口，坐剤，口腔粘膜吸収剤，静注・皮下注とし，投与量の設定方法には，①定時量から算出する方法と，②定時量によらず最少量からタイトレーションを行う方法の2つがあり，薬剤の種類によって異なる．以下，詳細を述べる．

1）定時量から算出するレスキュー薬

a）経口薬

定時薬の1/6量（1/4～1/8におさめる）を1回量とする．用いる薬剤の半減期によって投与間隔を指示する．1時間あけて，1日3回まで（1/6量で50％増）の投与を目安とする．

使用する薬剤は，速放性オピオイド	
・モルヒネ末，錠（オプソ®）（5，10 mg）	…p.59
・オキシコドン散（オキノーム®）（2.5，5，10，20 mg）	…p.61
・ヒドロモルフォン速放錠（ナルラピド®）（1，2，4 mg）	…p.63

b）坐剤

坐剤の量の設定としては，定時量をモルヒネ経口量に換算し，その2/3が等鎮痛力価の定時坐剤量となる．レスキューはその1/6量を1回量の目安とする．

使用する薬剤は	
アンペック®坐剤	p.59

> 💊 **処方例：貼付剤＋レスキュー（坐剤）の場合の計算例**
>
> 　オキシコドン徐放錠（20 mg）2錠　分2で内服していた患者が，嘔吐により服用継続できなくなったため，フェンタニル貼付剤24時間型（2 mg）へスイッチした．
> 　この貼付剤2 mgは，モルヒネ経口量に換算すると，2×30 mg＝60 mgに相当する（p.95 図3参照）．
> 　坐剤量に換算すると，×2/3＝40 mg　であることから，坐剤レスキュー1回量をここではやや多めの1/4量とすると，10 mg/回となる．
> 　定時量の50％（1日量の1/2量）までを上限としたいなら，2回/日まで投与可となる．
> 　それを超えても痛みが取れないときは，ベースの貼付剤を増量するために一度連絡をもらうようにする．しかし，坐剤より口腔錠のほうが簡便である（なお，薬価は坐剤より口腔錠のほうが高い）．

c）静注・皮下注

　1日定時量の1/24量（1時間量）を1回量とする．15～20分程度間隔をあけて，8～12回/日使用可とする．これは前日の30～50％増となる回数である．または"呼吸回数10回/分以上あることが確認できれば"，「制限なし」/「12回/日まで」/「24回/日まで」などとする．

　流速の表示がされているポンプを用いることが多いため，医療安全上1時間量/回とすることが日本では通例である．海外では1日定時総量の1/10量を1回量とする施設もある．

使用する薬剤は	
・モルヒネ注	…p.59
・オキシコドン注	
・フェンタニル注	
・ヒドロモルフォン注	…p.63

> **指示例**
> 疼痛時,レスキューとして1時間量/回.
> 呼吸数10回/分以上確認できれば,15分間隔をあけて
> ① 1日8回まで,② 12回まで,③ 回数制限なし
> 上記①〜③を患者の状態,看護師の経験,判断力などで選択する.

2) 定時量によらず最少量からタイトレーションを行うレスキュー薬

a) 口腔粘膜吸収剤(フェンタニル)

定時薬(貼付剤)の投与量にかかわらず,最少量から徐々にタイトレーション(増量)していく(図1〜3).図1の血中濃度の変化を参照し,感覚の空け方や追加投与(30分後)を図2に示した.さらにタイトレーションを行っていくときは,図3のような流れとなる.

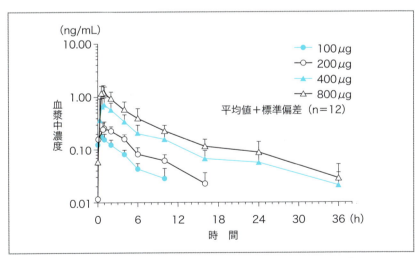

図1 フェンタニル舌下錠の単回投与における血漿中濃度(健康成人)
健康成人に本剤100〜800μg(フェンタニルとして)を単回舌下投与した場合,フェンタニルは投与後速やかに吸収され,tmax(中央値)は0.50〜1.00時間であった.
(インタビューフォームより)

Ⅰ 痛み

> **使用する薬剤は**
>
> ・フェンタニル（アブストラル®）舌下錠
>   （100, 200, 400μg）
> ・フェンタニル（イーフェン®）バッカル錠
>   （50, 100, 200, 400, 600, 800μg）

Column

オピオイド水の作り方

オピオイド水が必要となることは少なくなりましたが，緊急時，注腸し耐薬症状や痛みに対応することもできます．通常診療では行われませんが，災害時，緊急時などの応用方法として使用されます．モルヒネ散に乳糖を混ぜている場合，乳糖は水に溶解しづらく，撹拌に時間がかかるため，事前に薬局に相談しておきましょう．

塩酸モルヒネ末	100 mg
精製水	適量加えて
計	10 mL としたもの（10 mg/mL）

10 mg/回の場合，1 mL/回となり，10回分を処方できます．
モルヒネ末やオキシコドン速放散剤，コデインリン酸塩散は水に溶けやすいです．

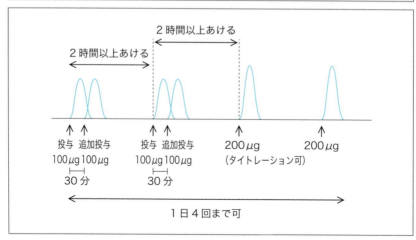

図2　フェンタニル口腔粘膜吸収剤のタイトレーション（1日）

4 オピオイドの併用を開始する

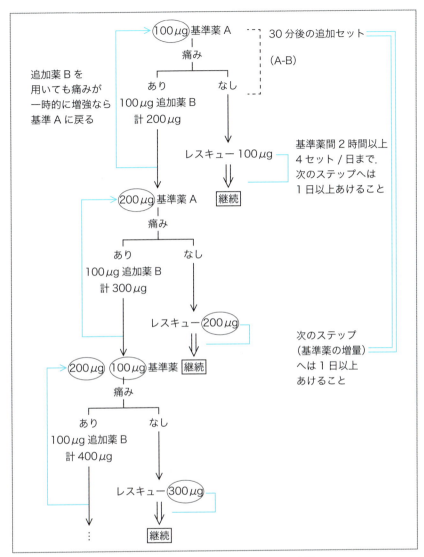

図3 フェンタニル口腔粘膜吸収剤のタイトレーションの流れ

memo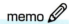

TIRF

TIRFとは，transmucosal immediate-release fentanyl（フェンタニル口腔粘膜吸収速放剤）の略である．

memo

ROOとSAO

フェンタニル口腔粘膜吸収剤は，即効性オピオイド（rapid-onset opioid：ROO）と表現される．たしかに経口内服するオピオイドよりも血中濃度の立ち上がりは速いが，「速」に対しさらに速い「即」が，よりよいという印象を与えかねないことに注意してほしい．

より速い血中濃度上昇のメリットは，急な痛みの悪化に早く対処できることである．一方で，リスクとして身体条件によっては意識障害，また鎮痛評価が不十分な状態での反復投与による依存形成があげられる．

なおこれに対し，オキシコドン速放散剤（オキノーム®），モルヒネ内服液（オプソ®）は，速放剤，短時間作用型オピオイド（short acting opioid：SAO）とよばれる．

3 突出痛の種類と対処方法

一過性に増強した痛みを突出痛という．突出痛には表1[1)]の4種類がある．定時薬の切れ目に決まって突出痛が起きる場合は，定時薬の種類や投与量の見直しが必要である．

誘発する原因がわかっている場合は，誘発されないような対処（咳なら鎮咳，荷重なら補助具など），動き方の工夫などの非薬物的な対処と，薬物治療としてレスキュー薬を予防的投与も含めて検討していく．

なお，突出痛に対し，1日のうちおおむね半分以上経験するような痛みを持続痛という．

memo

cBTPとは cancer breakthrough pain（がん突出痛）の，BPFとは background pain flare（持続痛の悪化）[2)]の略である．

4 オピオイドの併用を開始する

表1 突出痛の種類と特徴

サブタイプ		特徴	対処方法
予測できる誘因のある突出痛 (predictable incident pain：随伴痛)		排尿，排便，咳，立位，座位，歩行などの予測できる運動刺激が誘因となる一過性の痛みの増強	予防的レスキュー薬投与，動き方，補助具，休むこと，温冷，鎮咳，マッサージ
予測できない突出痛 (unpredict-able pain)	誘因のある突出痛 (incident pain)	くしゃみ，咳，不随意運動，膀胱攣縮，腸蠕動などの予測できない運動刺激が誘因となる一過性の痛みの増強	レスキュー薬，鎮咳，マッサージ
	誘因のない突出痛 (spontaneous pain)	何もきっかけがなく，自発痛として生じる一過性の痛みの増強．持続時間が他のサブタイプより長い	レスキュー薬，マッサージ
定時薬の切れ目の痛み (end-of-dose failure)		定時薬の血中濃度の低下によって，定時前に決まって出現する痛みの悪化	定時薬の増量または投与回数の見直し

(Bennett D, et al：Consensus Panel Recommendations for the Assessment and Management of Breakthrough Pain Part 1 Assessment. P&T **30**：296, 2005 より引用)

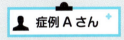

症例Aさん　その6

オピオイドは，
定時薬はオキシコンチン®(5 mg) 2錠　分2(8時，20時)
レスキュー薬はオキノーム®(2.5 mg) 1包/回
1時間あければ，1日3回まで可とした．
→副作用対策：p.74「I-6 オピオイドの副作用対策」へ．

文献

1) Bennett D, et al：Consensus Panel Recommendations for the Assessment and Management of Breakthrough Pain Part 1 Assessment. P&T **30**：296, 2005
2) Taylor DR：Managing Cancer Breakthrough Pain, Springer Healthcare Communications, London, 2013

SECTION 5 オピオイド各論

コデインリン酸塩（表1）

　経口内服すると，吸収されたすべての薬剤が門脈から肝臓に運ばれ（1st pass），チトクローム P450（CYP）2D6 によってモルヒネに変換される（図1）．この CYP2D6 が律速段階となり，有効限界をもつ．モルヒネとの換算比は 1：6 であるが，この経路には遺伝子多型が数％あり[1]，必ずしも換算比どおりの効果が得られないことがある．CYP2D6 の遺伝的欠損者（図2，コデインリン酸塩からモルヒネへの緩徐な代謝の遺伝子変異）は，東洋人では約 1％といわれている[2]．この場合，コデインリン酸塩はモルヒネに変換されないため，東洋人の 1％にはコデインリン酸塩が効かない人がいることになる．また，遺伝子が欠損していなくても十分に機能しない（活性が低い）poor metabolizer が日本人の 20〜40％に存在するともいわれている．

　これとは逆に，コデインリン酸塩が効きすぎる場合もある．N Engl J Med[3]

表1　コデインリン酸塩の特徴

投与経路	作用	一般名	商品名	剤型	規格	投与後効果発現の目安*	投与間隔
経口薬	速放性	コデインリン酸塩	コデインリン酸塩散・錠 リン酸コデイン散・錠	散・錠	1％（非麻薬） 10％（麻薬）	20分程度	4時間ごと レスキュー薬

＊Tmax の 1/2 の時間と臨床経験を参考に目安としている．　　　　（2018年5月現在）

5 オピオイド各論

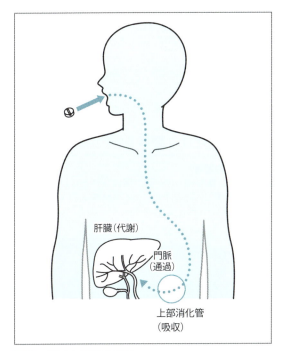

図1　経口内服薬の経路

に，CYP2D6 の遺伝子コピー数多型（遺伝子コピー数が多いタイプ，図 2[4]），コデインリン酸塩からモルヒネへの急速な代謝の遺伝子変異）では，コデインリン酸塩からモルヒネへの変換が速くなり，モルヒネ濃度が急速に上昇し副作用が出やすくなる可能性について言及されている．

なお，CYP2D6 の変換には限界があるため，コデインリン酸塩の有効限界は 300 mg/日といわれているが経験値にすぎず，前述のように遺伝子多型が多く個人差が大きいことから，300 mg を待たずモルヒネなどに切り替えていく．

日本ではオピオイドの開始を，CYP2D6 の遺伝子変異に強い影響を受けるコデインリン酸塩で個別的な調整を行い続けねばならない理由は特にない．

ただし，図 2[4] の換算比を知っておくことで，すでに鎮咳薬として投与されているコデインリン酸塩の量から，モルヒネの投与量を計算することができる．

51

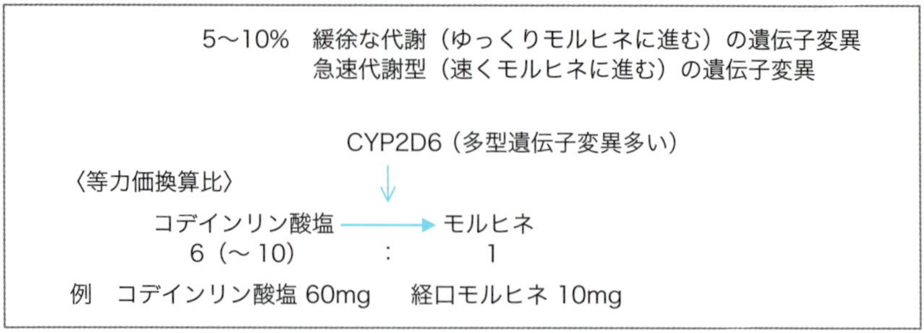

I 痛み

```
           5〜10%  緩徐な代謝（ゆっくりモルヒネに進む）の遺伝子変異
                  急速代謝型（速くモルヒネに進む）の遺伝子変異

                      CYP2D6（多型遺伝子変異多い）
〈等力価換算比〉              ↓
          コデインリン酸塩 ――→ モルヒネ
              6（〜10）    ：    1
     例  コデインリン酸塩 60 mg    経口モルヒネ 10 mg
```

図2　コデインリン酸塩の薬理
鎮咳薬としてコデインリン酸塩 20 mg/回が用いられる．1日3回（60 mg/日）内服は，モルヒネ 10 mg/日内服と同等のオピオイドを投与していることとなる．
（Thorn CF, et al：PharmGKB: the Pharmacogenomics Knowledge Base. Methods Mol Biol **1015**：311-320, 2013 を参考に著者作成）

💊 処方例

65歳，男性．下腸がん．肺・肝転移があり，乾性咳嗽に対しコデインリン酸塩（20 mg）3包 分3を投与していた．労作時や会社にて咳が止まらなくなるとの訴えがあり，これをモルヒネ徐放剤に切り替えて咳のコントロールをしたい．

　　換算比より，コデインリン酸塩 60 mg＝経口モルヒネ 10 mg
　　　　　　　　　　　　　　　　　　＝経口ヒドロモルフォン 2 mg

この量で咳が止まらないため，増量目的でモルヒネ徐放剤でもよいと判断できれば
　　例）MSコンチン®（10 mg）2錠，分2（12時間ごと）
　　例）カディアン®（20 mg）1カプセル，分1（夕または眠前）

カディアン®は1日1回の徐放剤であるが，徐々に血中濃度が下がることを利用して，日中の眠気を抑えたいとき夜1回の内服にするなど工夫する．

〈増量せず，まず等力価に切り替えたいとき〉
　　ナルサス®（2 mg）1錠 分1
　　（日中咳が強ければ朝，夜間咳が強くなってきたら夕または眠前）

トラマドール（表2，図3）

セロトニン（SE），ノルアドレナリン（NA）再取り込み阻害作用とμオピオイド受容体作動をもった dual-acting opioid〔dual デュアル（2つの）acting アクティング（作用をもった）opioid オピオイド〕．経口薬で，麻薬指定ではないが，μ受容体にも作動するオピオイドである．有効限界がある．

モルヒネとの換算比（モルヒネ：トラマドール）は，1:5．なお，トラマドールにモルヒネ・オキシコドン・フェンタニルを超える優位性はない[5]．

表2　トラマドールの特徴

投与経路	作用	一般名	商品名	剤型	規格	投与後効果発現の目安*	投与間隔
経口薬	速放性	トラマドール塩酸塩	トラマール	カプセル OD錠	25, 50 mg 25, 50 mg	30分〜1時間余	4〜6時間ごと
	速放性	トラマドール塩酸塩＋アセトアミノフェン	トラムセット	錠	トラマドール 37.5 mg アセトアミノフェン 325 mg	30分〜1時間余	4〜6時間ごと
	徐放性	トラマドール塩酸塩	ワントラム	錠	100 mg	3.5時間〜	24時間ごと

＊Tmaxの1/2の時間と臨床経験を参考に目安としている．　　　（2018年5月現在）

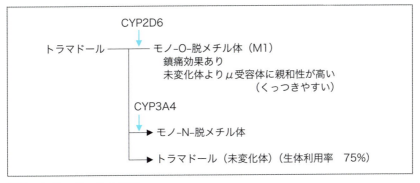

図3　トラマドールの代謝
未変化体だけではなく，M1にも鎮痛効果があるため，同じ患者に同量投与していても代謝状態によって鎮痛効果に差を生じることがある．

I 痛み

> 💊 **処方例**
>
> ・定時薬：
> ①トラマール®（25 mg）4錠，分4
> 　　または
> ②ワントラム®（100 mg）1錠，分1
> ①は速放剤のため1日4回，②は徐放剤のため1日1回であるが，1日総量は同じ100 mg/日である．分割が異なっても，いずれもモルヒネ20 mgに相当する．
>
> ・レスキュー薬：
> ①②いずれの場合でもトラマール®（25 mg）1錠/回

トラマール®は速放剤なのでレスキュー薬として使用できる．トラムセット®も速放剤であるが，合剤のアセトアミノフェンの総量に留意し，上限を設けておくこと．

> 💊 **処方例：トラムセット®配合錠4錠/日を天井効果のない強オピオイド（モルヒネ，オキシコドン）に置き換える場合**
>
> トラムセット®配合錠（トラマドール37.5 mg＋アセトアミノフェン325 mg）4錠，分4
>
> トラムセット®
> 　トラマドール　　　37.5 mg×4錠＝150 mg/日
> 　アセトアミノフェン　325 mg×4錠＝1,300 mg/日
>
> この投与量でトラマドール　150 mg および
> 　　　　　　アセトアミノフェン 1,300 mg　　　　　　　5：1
>
> これをモルヒネに換算すると…150 mg÷5＝30 mg/日
> オキシコドンに換算すると……………………20 mg/日　　3：2
> となる．

モルヒネの開始最少量は20 mg，オキシコドンの開始最少量は10 mgであるので，トラムセット® 4錠は，天井効果のないこれらのオピオイドの開始最少量より多いことがわかる．さらにそこにアセトアミノフェン1,300 mgも追加されていることになる．

第2ステップの薬剤であるが，トラムセット® 4錠にはモルヒネ徐放剤の1日最少投与量以上の用量が含有されていることがわかる．決して少ない量ではないことに注意されたい．効果，副作用については個人差が大きい．タンパク結合率は20％，肝初回通過効果は75〜90％である．麻薬指定は受けていない．

タペンタドール（表3）

ノルアドレナリン（NA）再取り込み阻害作用と μ オピオイド受容体作動作用をもつdual acting opioidで，経口薬のみが発売されている．麻薬指定のため，麻薬施用者免許が必要である．オキシコドンとの換算比は1：5．同じdual-acting opioidのトラマドールとの違いとして，セロトニン（SE）再取り込み阻害作用がないことがあげられる．

これにより，トラマドールに比較して①鎮痛補助薬的な効果（どちらかというとSEは情動に，NAは鎮痛に関与する傾向があるため）を維持しつつ，②眠気が軽くすむ可能性（SEは眠気を招くが再取り込みが阻害されないため）がある．末梢神経障害性疼痛への効果の報告があるが[6]，ほかのオピオイドを超える優位性はないとされている．2005〜2015年までのがん疼痛患者を対象とした無作為試験のシステマティックレビューでは，50〜500 mg/日の投与が行われており，効果・副作用ともにモルヒネ，オキシコドンにほ

表3 タペンタドールの特徴

投与経路	作用	一般名	商品名	剤型	規格	投与後効果発現の目安*	投与間隔
経口薬	徐放性	タペンタドール塩酸塩徐放剤	タペンタ	錠	25, 50, 100 mg	2.5時間余	12時間ごと

＊Tmaxの1/2の時間と臨床経験を参考に目安としている． （2018年5月現在）

ぼ同じと考えてよいと述べられている[7].

代謝はグルクロン酸抱合で薬剤相互作用が少ない．タンパク結合率は20％，肝初回通過効果は30％程度である．麻薬指定を受けている．

トラマドール，タペンタドールは少量でもふらつきに注意

大腿骨悪性骨髄腫移植マウスモデルを用いて，鎮痛効果をvon-Frey test，副作用をRota-rod testで観察した（図4）[8]．ED_{80}の鎮痛効果が得られる用量と副作用が出る手前の量との間の安全域があるが，オキシコドン，モルヒネに比較して，タペンタドールとトラマドールには鎮痛効果が得られる前にバランスを失いやすい可能性が認められている．

ただし，これはマウスの実験結果であるので参考にとどめること．

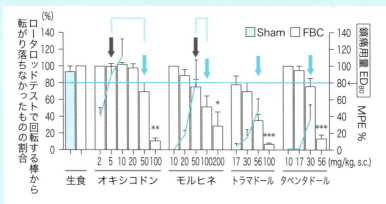

図4 大腿骨悪性骨髄腫移植（FBC）マウスモデルでの鎮痛効果（von-Frey test）と副作用（Rota-rod test）
〔Ono H, et al：Effect of the norepinephrine transporter (NET) inhibition on μ-opioid receptor (MOR) -induced anti-nociception in a bone cancer pain model. J Pharmacol Sci **125**：264-273, 2014 より許諾を得て改変し転載〕

モルヒネ

1 薬理

有効限界がなく，ほかのオピオイドとの換算比が明らかになっている．

経口内服すると上部小腸で吸収され，門脈を経て肝臓へ運ばれる（図5）．グルクロン酸抱合による肝代謝を70%が受け，中間代謝産物のM-3-G，M-6-Gに分かれるが，代謝されなかった未変化体として20〜30%のモルヒネが全身循環する．モルヒネはオピオイド受容体作動薬であり，3つの受容体（μ，κ，δ）のうちμ受容体におもに作用する．オピオイド受容体は脳，脊髄後角に存在するため，髄内投与も効果がある．正常腎機能下での血中モルヒネ半減期は2〜3時間である．中間代謝産物のうちM-6-Gは活性（鎮痛効果）をもつため，開始後同量投与であってもゆっくりと鎮痛効果が増強していく傾向にある．血中M-6-G半減期は2.5〜7.5時間である．排泄は腎臓でなされ，クレアチニンクリアランスに相関する．したがってクレアチニンの上昇を認め始めるCcr30以下になると蓄積が始まり，M-6-Gがもつ鎮静，呼吸抑制作用が出現するようになる．

まず肝代謝を受けたあとに大循環に入る経口投与は，他の投与経路より中間代謝産物が蓄積しやすい．よって，腎不全患者への経口モルヒネ投与は眠気と呼吸抑制を引き起こす．

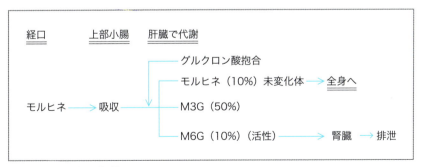

図5 モルヒネの代謝 -1
M-6-Gは腎臓からのみ排泄されるため，Cre（クレアチニン）上昇とともに蓄積していく．

a 併用禁忌薬

1）ペンタゾシン（ソセゴン®，ペンタジン®）

μオピオイド受容体に拮抗または部分作動作用をもち，有効限界をもつ．また，精神症状を招きやすい薬剤である．ゆえに保険適用はあるものの，数日間で投与不要となる場合〔検査後痛，術後痛，緊急（救急外来など）の一時的使用〕を除き，長期投与が必要ながん疼痛には原則禁忌である．したがって，μオピオイド受容体作動薬（モルヒネ，オキシコドン，フェンタニルなど）とは併用しない．

2）ブプレノルフィン（ノルスパン®，レペタン®）

モルヒネより受容体親和性が高いμオピオイド受容体作動薬・κオピオイド受容体拮抗薬で脂溶性である．併用するとブプレノルフィンが受容体に結合しモルヒネが追い出されてしまう可能性があるので，ほかのオピオイドを併用しないこと．

2 剤型

表 4 に示すとおり，古くから使用されているモルヒネは，剤型が豊富である．

3 経口投与の開始方法

徐放剤で導入してよいが，立ち上がりが遅いので，徐放剤と同時に速放剤を飲んでもよい．

定時薬は MS コンチン®錠（10 mg）2 錠，分 2（12 時間ごと）で開始し，レスキュー薬としてオプソ®（5 mg）1 本/回を準備しておく．

4 経口投与から坐剤に切り替えるとき

経口内服が困難となったときは，坐剤を用いることができる．アンペック®の 1 日必要量はモルヒネの 1 日の総経口量×2/3 と同等であるから，これを分 3（8 時間ごとに投与）とする．アンペック®坐剤の注意点として，下

表4 モルヒネの種類

投与経路	作用	一般名	商品名	剤型	規格（モルヒネ含有量）	投与後効果発現の目安*	投与間隔
経口薬	速放性	モルヒネ塩酸塩	モルヒネ塩酸塩 オプソ	末（苦い） 錠 内服液	10 mg 5, 10 mg	10〜30分	4時間ごと レスキュー薬
	徐放性		パシーフ（※1）	カプセル	30, 60, 120 mg	30分	24時間ごと
	徐放性	モルヒネ硫酸塩	MSコンチン（※2） MSツワイスロン（※3） モルペス細粒（※4）	錠 カプセル 末（甘い）	10, 30, 60 mg 10, 30, 60 mg (2 %) 10 mg/包 (6%) 30 mg/包	1〜2時間	12時間ごと
			カディアン（※5）	カプセル	20, 30, 60 mg	3〜7時間	24時間ごと
坐剤			アンペック（※6）	坐剤	10, 20, 30 mg	0.5〜1時間	8時間ごと
注射薬		モルヒネ塩酸塩	モルヒネ塩酸塩注射液	注射液 1% 4%	10 mg/1 mL/A 50 mg/5 mL/A 200 mg/5 mL/A		持続皮下注 持続静注
			プレペノン	1%	50 mg/5 mL/S 100 mg/10 mL/S		

S：シリンジ　　　　　　　　　　　　　　　　　　　　　　　　　（2018年5月現在）

※1：パシーフ®　薬剤構造としては脱カプセル可．
　　　速放剤と徐放剤を組み合わせた徐放剤．立ち上がりが早く，ピークは低いが持続する．谷間を作りづらいと思われる．
※2：MSコンチン®　粉砕不可．
※3：MSツワイスロン®　MSコンチン®の後発品．
※4：モルペス®
　　①徐放剤少量投与を行いたいとき，分包可．ただし，割り切れるようにし，使い切るように．
　　　例）モルペス®（5 mg）2包 2×/5日分
　　②胃管などから注入するときは，成分栄養剤など濃厚なものに混和して注入すること．水で懸濁した場合，シリンジ壁に薬剤が約20％残存し，正確な投与量が注入できないため．成分栄養剤がない場合は牛乳でもよい．
※5　カディアン®　薬剤構造としては脱カプセル可．運用上の確認は必要．
※6　アンペック®坐剤
　　　分割して使用することが可能．分割投与した場合に残薬が発生したならば「施用に伴う消耗」として廃棄できる．
*Tmaxの1/2の時間と臨床経験を参考に目安としている．
「病院・診療所における麻薬管理マニュアル 06.12. 厚労省医薬食品局麻薬対策課」

血があると血液によって直腸粘膜がコーティングされモルヒネの吸収が悪くなること，肛門の中の挿入した深さにより血中濃度が変わる場合や，下大静脈腫瘍塞栓などにより肝臓へ流れ代謝を受けるものと大循環に乗るものの割合が異なる場合があることがあげられる．長期間坐剤を定時薬として継続することは負担になる場合があるため，貼付剤や注射薬への変更を検討する．

5 持続皮下注

モルヒネは皮下注が可能である．経口：皮下・静注は１：１/2〜1/3である．準備するものや方法は，p.114『Ⅰ-8 在宅でもできる持続皮下注・静注方法「持続皮下注入療法」』を参照されたい．

オキシコドン

1 薬理

有効限界をもたない μ オピオイド受容体作動薬である．速放性剤をレスキュー薬として，オキシコドン徐放剤を定時薬として用いる．

初回肝通過時に受ける代謝（図6）はモルヒネより少なく，生体利用率は約60％である．また，中間代謝産物はオキシモルフォン（活性あり）とノルオキシコドン（非活性）で，血中には微量に認められるにとどまる．腎障害患者にも投与可能である．

2 剤型 (表5)

a TR錠について

後発品が2剤発売されている一方で，乱用防止製剤として2018年よりTR錠が発売となった（p.32『Ⅰ-3 オピオイドの基本「オピオイドの乱用防止に向けた取り組み」』参照）．

オキシコンチン® TR錠は，乱用の予防のため，硬度を上げて粉末状に砕

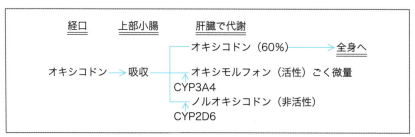

図6 オキシコドンの代謝

表5 オキシコドンの特徴

投与経路	作用	一般名	商品名	剤型	規格	投与後効果発現の目安*	投与間隔
経口薬	速放性	オキシコドン塩酸塩	オキノーム オキシコドン錠	散 錠	2.5, 5, 10, 20 mg	10〜45分	4時間ごと レスキュー薬
経口薬	徐放性	オキシコドン塩酸塩	オキシコンチン オキシコンチンTR錠 オキシコドン徐放錠 オキシコドン徐放カプセル	錠 TR錠 錠 カプセル	5, 10, 20, 40 mg	1〜2時間	12時間ごと
注射薬			オキファスト	注射液1%	10 mg/1 mL/A, 50 mg/5 mL/A		持続皮下注 持続静注

＊Tmaxの1/2の時間と臨床経験を参考に目安としている． （2018年5月現在）

けなくなったこと，水に溶解させようとするとゲル化し溶かすことができなくなったこと，が特徴の製剤である．薬価はオキシコンチン®と同じ．

b レスキュー薬の注意点

徐放剤の後発品には商品名に「徐放」と入っているが，レスキュー薬の後発品は「オキシコドン錠」であり，商品名に速放剤などのレスキューを想起させるような文字が含まれていない．後発品採用を行うときに，速放剤と徐放剤のいずれの薬剤か，医療安全上周知させていくことが重要である．

なお，同じmgがある5 mg，10 mg，20 mgの速放剤を徐放剤と誤って処方すると，半減期が短いため，疼痛が遅くとも内服4時間後ごろから出現してしまう可能性がある．

3 開始と増量方法 …p.41，…p.90

レスキュー薬は定時薬の1日投与薬の1/6（1/4〜1/8）量を1回量として，1時間あけて1日3回程度までを目安とする．それ以上必要な場合は定時薬を増量する．定時薬の増量に合わせてレスキュー薬も増量する（p.92「I-7 オピオイドを痛みに対応させる」図2参照）．

4 注射薬

a オキシコドン注（オキファスト®）

経口オキシコドン：オキシコドン注の換算比は1：3/4である．具体的な方法はp.113「Ⅰ-8 在宅でもできる持続皮下注・静注方法」を参照されたい．

モルヒネの換算比と異なるのは，初回肝通過時に受ける代謝下での未変化体通過率が異なるためである．皮下注，静注ともに投与することが可能であり，在宅投与もできる．

5 投与薬剤の変更（オピオイド・スイッチング） …p.103

経口モルヒネ：経口オキシコドンの換算比は3：2である．したがってオキシコドン1日総量×3/2＝経口モルヒネ1日総量と計算できる．

ヒドロモルフォン

1920年代から世界では使用されていたオピオイドである．モルヒネとヒドロモルフォンは呼吸困難に効果を認めるが，モルヒネは腎障害下では投与できないため，投与可能なヒドロモルフォンの国内での発売が望まれていた．2017年3月，がん疼痛に対する国内製造発売承認となった．

1 薬理

有効限界をもたないμ受容体作動性のオピオイドで，即効性のヒドロモルフォン（ナルラピド®）と徐放性のヒドロモルフォン（ナルサス®）の経口薬がある．

a 代謝

経口投与されたヒドロモルフォンは，肝臓の初回通過時に代謝を受け，おもにグルクロン酸抱合によりヒドロモルフォン-3-グルクロニド体となる．この3-グルクロニド体はμ受容体アゴニスト活性作用をもつが，効力は数

b 呼吸困難に対する効果

ヒドロモルフォンの呼吸困難への効果は，吸入，全身投与，生食による二重盲検クロスオーバー試験[9]（$n=20$），緩和ケア病棟におけるヒドロモルフォンとモルヒネの呼吸困難に対する前向き観察研究（$n=14$[10]，$n=11$[10]）など対象患者数が少ない研究が検索されるにとどまるが，臨床上は呼吸困難への効果を実感している医師も少なくなく，今後の知見が待たれるところである．なお，呼吸困難に効果があるモルヒネは，腎機能障害，透析患者では投与できないため，一定の効果があるヒドロモルフォンは腎障害があっても選択可能である（次節参照）．ただし保険適用は，モルヒネもヒドロモルフォンもがん疼痛に限定されている．

c 腎障害患者にも安全に投与できる

透析患者におけるヒドロモルフォンおよびその代謝物の3-グルクロニドは問題とならない[11]ことから，腎障害下でもヒドロモルフォンは投与可能である．

2 剤型（表6）

2018年より注射薬が投与可能となり，内服困難な患者への継続的な治療ができるようになった．

表6 ヒドロモルフォンの特徴

投与経路	作用	一般名	商品名	剤型	規格	投与後効果発現の目安*	投与間隔
経口薬	即放性	ヒドロモルフォン塩酸塩	ナルラピド	錠	1, 2, 4 mg	15分	レスキュー薬
	徐放性		ナルサス	錠	2, 6, 12, 24 mg	2時間	24時間ごと
注射薬			ナルベイン	注射液 0.2% 1.0%	2 mg/1 mL/A 20 mg/2 mL/A		持続皮下注 持続静注

*Tmaxの1/2の時間と臨床経験を参考に目安としている． （2018年5月現在）

Ⅰ　痛　み

3　等鎮痛力価換算比

　国内臨床試験結果から，経口モルヒネ：ヒドロモルフォン＝5：1である（モルヒネ：オキシコドン：ヒドロモルフォン＝15：10：3）．また，ヒドロモルフォンの経口：皮下・静注は，1：1/5である．　　　　　　（…p. 95 図3）

4　経口投与の開始方法

　モルヒネ徐放剤による最少開始量が20 mgであることから，ヒドロモルフォンの開始量は4 mg，つまり，中等度から高度な痛みに対する開始量として，

　ナルサス®（2 mg）2錠 分1

となるが，ナルサス®は2 mgの錠剤であることから，さらに半分程度の弱い痛みから開始できる．したがって，軽度から中等度な痛みに対する開始量として，

　ナルサス®（2 mg）1錠 分1

とすることができる．

5　低用量（2 mg/日）での定時投与に対するレスキュー薬

　ナルサス®（2 mg）1錠 分1で投与する場合，レスキュー薬（定時薬の1日投与量の1/6を1回量とする）は，1回量は0.3〜0.5 mg/回程度となる．しかし，即放剤であるナルラピド®の最少量は1 mgであるため，多いことがわかる．したがって，低用量ではレスキュー薬はおかず，疼痛の悪化を認めた場合は速やかに4 mg/日に増量することを推奨する．

6　皮下注・静注薬

　2018年5月より投与が可能となった．他のオピオイドと異なり，最少規格（2 mg/1 mL）は開始量の2倍量であること，（20 mg/2 mL）規格の容積は倍であるが濃度が5倍であることに注意する．

　また1日量として，経口モルヒネ30 mg，経口ヒドロモルフォン（ナルサ

ス®）6 mg，静注ヒドロモルフォン（ナルベイン®）1.2 mg が等力価であるが，2 mg/A のナルベインを投与するときは希釈方法に工夫が必要である．

a 基本は 1A を 20 mL にする
① ナルベイン（2 mg/1 mL）1A＋　生食　19 mL　／全 20 mL
　速度；1 mL/時　24 時間持続投与にて，24 mL/日＝2.4 mg/日
② 開始時は半量
　速度；0.5mL/時（1.2 mg/日）

b 10 mL のシリンジポンプを使用したいとき
① a の濃度を上げて残薬を出さない．
　ナルベイン 1A＋生食　9 mL　／全 10 mL
　速度；0.5 mL/時　24 時間持続投与にて，12 mL/日＝2.4 mg/日
② 開始時は，半量
　速度；0.25 mL/時（1.2 mg/日）

c 流速を a の倍はほしいとき
① ナルベイン（2 mg/1 mL）1A＋　生食　39 mL　／全 40 mL
　速度；2 mL/時　24 時間持続投与にて，48 mL/日＝2.4 mg/日
② 開始時は半量
　速度；1 mL/時（1.2 mg/日）

フェンタニル

1 薬理

　μ オピオイド受容体作動薬．保険適用は剤型によるが全身麻酔・局所麻酔の鎮痛補助，術後痛，がん疼痛，慢性疼痛などにあり，がん，非がん疼痛いずれにも使用されている．低分子量物質で，脂溶性である．肝代謝によって生じる中間代謝産物ノルフェンタニルは生理活性が少なく，腎排泄ではあるが二次的作用は低い．
　フェンタニル貼付剤はオピオイド未投与（オピオイド・ナイーブ）の患者

には使用できない（2018年4月現在）．他のオピオイドで導入し，一定量まで増量し，貼付剤のメリットがあれば切り替える．貼付後，17時間前後まで血中濃度の上昇が続く．また，剝がした場合の血中濃度の低下も緩やかで血中半減期は1日型，3日型ともに20時間程度である．最少量はいずれもモルヒネ30 mg相当で，それ以下の投与にするには半面貼付（フィルム剤をまず皮膚に貼り，その上から薬面を皮膚に半面のみ接着するよう貼付する方法）という方法をとるが，事故に結び付くことがあるので推奨はできない．今後，半面に相当する剤型の開発に期待したい．

電気毛布，ホッカイロ®，熱い風呂，発熱により放出量，吸収量ともに増大することから，血中濃度上昇をみるケースがあるため十分注意する．

3日型（72時間ごとの貼り替え）を用いていて，3日目に入ると痛みが増強する場合はend-of-dose failure（定時薬の切れ目の痛み）（p.49「Ⅰ-4 オピオイドの併用を開始する」表1参照）であるため，定時薬の増量か貼付のインターバルを短くする．3日型は，在宅療養患者で訪問看護によって貼り替え支援が必要なときは，訪問に合わせて月，水，金または火，木，土というスケジュールにしてもよい．3日間隔で煩雑になることでの事故の可能性を，投与間隔を短くすることで生じるコスト高などとのバランスで考える．

口腔内で吸収させる薬剤は，即効性の舌下錠やバッカル錠が投与可能である．口腔内に潰瘍など開いた創部があると急峻な血中濃度上昇や脳内移行促進の可能性があるため，投与後30分の疼痛の残存，意識状態，呼吸回数などの観察を行う（p.45『Ⅰ-4 オピオイドの併用を開始する「2）定時量によらず最少量からタイトレーションを行うレスキュー薬」』参照）．

2 剤型（表7）

a 貼付剤

貼る部位は，浮腫や皮膚色変化のない所を選択し，しっかり貼れていることが重要である（表8）．加えて，高用量になると血中濃度のばらつきが大きくなる傾向にあるため，換算式に誤差が大きく出る可能性が高く，パッチから他のオピオイドへのスイッチングは十分な観察が必要である．副作用の眠気と消化器症状はモルヒネに比較して軽いが，便秘対策は忘れないようにする．

5 オピオイド各論

表7 フェンタニルの特徴

投与経路	作用	一般名	商品名	剤型	規格	効果発現時間の目安*	投与間隔
経皮吸収薬	徐放性	フェンタニル	デュロテップ MTパッチ3日用	貼付剤	含有量（放出量） 2.1mg (12.5μg/時) 4.2mg (25μg/時) 8.4mg (50μg/時) 12.6mg (75μg/時) 16.8mg (100μg/時)		72時間
			フェンタニル3日用テープ ワンデュロパッチ				
			フェンタニル1日用テープ		含有量（放出量） 0.84mg (12.5μg/時) 1.7mg (25μg/時) 3.4mg (50μg/時) 5mg (75μg/時) 6.7mg (100μg/時)	ある程度十分血中濃度が上昇するのは17時間	24時間
			フェントステープ		含有量（放出量） 1mg (12.5μg/時相当) 2mg (25μg/時) 4mg (50μg/時) 6mg (75μg/時) 8mg (100μg/時)		24時間
口腔粘膜吸収剤	即効性 (ROO)	フェンタニルクエン酸塩	イーフェン	バッカル錠	50, 100, 200, 400, 600, 800μg	5〜30分	レスキュー薬
			アブストラル	舌下錠	100, 200, 400μg	5〜30分	レスキュー薬
注射薬	―	フェンタニル	フェンタニル	注射液 0.005%	0.1mg/2mL/A 0.25mg/5mL/A	―	持続皮下・静注

(2018年5月現在)

*Tmaxの1/2の時間と臨床経験を参考に目安としている。

Ⅰ 痛 み

表8 貼付剤使用時の注意
・貼付は浮腫のない血行がよい皮膚に行う．
・体毛，発汗（剥がれる）に注意．
・発熱時（40℃以上），熱い風呂入浴時に薬理効果が増強することがある．
・開封は手指で行い，ハサミはテープを傷つけてしまう危険があるため用いない．
・切り替え時，立ち上がりが遅いため前投与されていたオピオイドは12時間程度併用する．
・フェンタニルは脂溶性のため，急激な中止，剥がれ落ちた場合でも急には血中濃度は低下しない．退薬症候は半日以上経ってから現れることがある．

b レスキュー薬

　速放性の他のオピオイド（貼付している定時薬の1/6）または即効性のフェンタニル口腔錠（最少量からタイトレーション）を用いる．「Ⅰ-4 オピオイドの併用を開始する」に，定時量によらず最少量からタイトレーションを行うレスキュー薬として，口腔粘膜吸収剤について解説している（p.45～48）．なお，これに用いるアブストラル®，イーフェン®いずれの薬剤も経口内服すると肝初回通過効果を受け，効果が得られない．嚥下しないよう患者に指導する．

c 注射剤 0.1 mg/2 mL

　2 mL/アンプルである．なお参考までであるが，モルヒネ注とオキシコドン注は1 mL/アンプルとなっている．

各フェンタニル貼付剤の表現〜貼付剤の薬剤含有量と放出量

　たとえば，フェンタニル貼付剤（1 mg）1枚とは，その貼付剤にフェンタニルが1 mg含有されていることを示す．一方，生体にとっては，何mgの貼付剤を貼っているかではなく，何mg放出されているものを用いているかが重要である．表7の規格をみると，含有量は小数点第2位まであり，相加的ではないものもあるが，放出量はどの製剤も 25μg/時を中心に，0.5倍，2倍，3倍となっていることにお気づきいただけると思う．
　貼付剤は放出量でコントロールされており，症例報告や論文などには，用いた薬剤の 1 mg や 0.84 mg という書き方はせず，放出量で○μg/時（h）または○mcg/時（h）と記載する．

3 開始方法

a 貼付剤

原則としてオピオイド・ナイーブ患者の導入に用いてはいけない．貼付剤で開始せざるをえないときは半面貼付法を用いる場合があるが，積極的に推奨はしない．

なお，注射の方法については p.113「Ⅰ-8 在宅でもできる持続皮下注・静注方法」を参照されたい．

メサドン

NMDA 受容体阻害作用とオピオイド受容体作動作用をもつ dual-acting opioid である．麻薬施用者免許をもっている医師で，3 年以上のがん疼痛治療経験を有し，国の定める緩和ケア研修会修了および販売社が提供する e-ラーニング受講修了後試験合格者が処方できる．処方にはメサドン調剤責任薬剤師の登録が必要である．

また NMDA 受容体阻害作用をもつため，神経障害性疼痛に対する作用が期待できる．

1 薬理

a 代謝

半減期は長い（30.4±16.3 時間）にもかかわらず，1 日 3 回投与を必要とするのは，二相性半減期をもつためである．半減期が長いのは，脂溶性で蛋白結合率が 89.4％と高く，生体内組織に広く分布することが理由と考えられている．

血中濃度が定常状態となるまでには 7 日間程度かかるため，オピオイド・スイッチング後の観察期間は 1 週間以上とらなければならない．

さらに，個人差が大きいのも特徴である．代謝に関わる CYP が多岐にわたり，そのうち，CYP3A4，CYP2B6 は宿主の肝臓によって自己誘導されることが知られており，それによってさらに個人差を生じる．また，同一個体でもその時々で血中濃度が変化する．尿の pH がアルカリになると再吸収さ

れ，薬物相互作用が多く，メサドンが上昇する可能性があるものはセルトラリン，フルボキサミン，尿アルカリ化（炭酸水素 Na），CYP3A4 阻害薬（ケトコナゾール，ポリコナゾール，マクロライド系抗菌薬である．

一方，メサドンが低下する可能性があるものは肝酵素誘導薬（リファンピシン，フェニトイン，フェノバルビタール，カルバマゼピン），セイヨウオトギリソウ（セント・ジョーンズ・ワート），アバカビル，エファビレンツ，ネビラピン，ネフィナビル，リルピビリン塩酸塩，ロピナビル，リトナビル，ジダノシンである．初回肝通過効果は 85％ である．

b QT 延長作用

メサドン投与により，QT 延長作用を認めることがある．致死的な不整脈となる場合があるため，QT 延長のリスクがある低 K 血症（利尿薬投与中，下痢には注意），低 Mg 血症，心疾患（不整脈，虚血性心疾患）の既往や合併のある患者，QT 延長の副作用がある抗不整脈薬，抗精神病薬，三環系抗うつ薬，低 K 血症をきたす可能性がある薬剤投与中は心電図で確認する．メサドン 100 mg/ 日以上となった場合（それ以下でも起こすことはある），尿がアルカリに傾いたときや薬剤相互作用で血中濃度が上昇する可能性にも注意する．QT 延長を認めたら，メサドンの減量〜中止，オピオイド・スイッチングを行う．

さらに，同時に他の QT 延長をきたす可能性のある薬剤の中止・変更，重曹を含む食品などの摂取状況の確認，Mg 投与，心臓ペーシングの適応の評価を行う．

2 剤型

表 9 に示す．

表 9 メサドンの特徴

投与経路	作用	一般名	商品名	剤形	規格	投与後効果発現の目安[*1]	投与間隔
経口薬	二相性[*2]	メサドン	メサペイン	錠	5 mg, 10 mg	1〜2.5 時間余	8 時間ごと

[*1] Tmax の 1/2 の時間と臨床経験を参考に目安としている．　　　（2018 年 5 月現在）
[*2] Tmax：4.9±2.1　T1/2：37.2±4.6
　　　立ち上がりは α 相で早いが，引き続き β 相が長く，半減期は長い．

5 オピオイド各論

3 他のオピオイドから切り替えて用いる（モルヒネに換算して 60 mg 以上が適応）

　海外では第 3 ステップのオピオイドとして用いられているが，日本では，オピオイド・ナイーブの患者に対しては用いてはいけないこととなっており，他のオピオイドで導入後，メリットがある患者に切り替えて用いる薬剤として（第 3 ステップのさらに上に）位置付けられている．また，メサドンをレスキュー薬として使用することは禁止されているため，モルヒネやオキシコドンの速放剤を準備する．経口モルヒネ 60〜160 mg/ 日はメサペイン® 15 mg/ 日へ，160〜390 mg/ 日は 30 mg/ 日へ，390 mg/ 日を超えた場合は 45 mg/ 日が初回換算量となるが，注意すべき点が多い．処方方法や切り替え方は，メサペイン®錠適正使用情報サイト（https://e-teiyaku.jp/methapain/top.php）から登録後，閲覧・学習することができる．

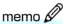

> **QT 時間について**
> - QT 時間：心電図 Q 波の始めから T 波の終わりまでにかかる時間
> - QTc 間隔：QT 時間は心拍数によって変化するため，QT 時間÷（RR 時間の平方根）
> - QTc 間隔正常値：男性 430 msec 未満，女性 450 msec 未満
> - QT 延長：QTc 間隔が薬剤投与後 25％以上の延長を認めたときまたは QTc 間隔≧500 msec のとき

ブプレノルフィン

1 薬理

　同一投与経路でモルヒネの 30 倍の鎮痛効果をもつ（経口，静注，皮下注の同一投与経路でモルヒネ：ブプレノルフィンは 30：1 の等鎮痛力価を示す）．有効限界は注射で 3〜5 mg/ 日程度といわれているが根拠に乏しく，2 mg/ 日を目安にしたい．

　経口モルヒネ：ブプレノルフィン貼付剤は 75：1 の等鎮痛力価を示す[12]．海外で発売されているブプレノルフィンの情報より，20 mg のものは 35

μg/時の放出量[13]であることから，最小量の5 mgが比例した放出をしていると仮定すると，5 mgの貼付剤の放出量は

35 μg/時×5/20×24 時間＝210 μg/日＝0.21 mg/日

となる．これをモルヒネに換算すると，

0.21 mg/日×75＝15.75 mg/日

となり，つまりブプレノルフィン最少量の5 mgは経口モルヒネ約16 mg相当であることがわかる．さらに注意点として，モルヒネのκ受容体作用には部分的拮抗を示すこと，また，モルヒネより受容体親和性が高いことが知られており，他のオピオイドと併用するとブプレノルフィンがμ受容体に結合し，他のオピオイドなどを追い出してしまう可能性があるので，同時投与は避ける．

2 剤型（表10）と投与方法

剤型について以下に示す．

表10 ブプレノルフィンの特徴

投与経路	作用	一般名	商品名	剤型	規格	投与後効果発現の目安[*1]	投与間隔
坐剤		ブプレノルフィン塩酸塩	レペタン[*2]	坐剤	0.2, 0.4 mg	30分	8時間ごと
注射				注射液	0.2 mg/1 mL/A 0.3 mg/1.5 mL/A		持続投与
経皮吸収薬	徐放性	ブプレノルフィン	ノルスパン[*3]	貼付剤	5, 10, 20 mg	効きはじめに1日かかり72時間で定常状態	1週間ごと

＊1 Tmaxの1/2の時間と臨床経験を参考に目安としている．　　　（2018年5月現在）
＊2 がん疼痛への保険適用あり．
＊3 保険適用は，非がん疼痛に限定：慢性疼痛として変形性関節症，腰痛症．

文 献

1) Crews KR, et al：Clinical Pharmacogenetics Implementation Consortium guidelines for cytochrome P450 2D6 genotype and codeine therapy: 2014 update. Clin Pharmacol Ther **95**：376-382, 2014
2) Sohn DR, et al：Metoprolol oxidation polymorphism in a Korean population: comparison with native Japanese and Chinese populations. Br J Clin Pharmacol **32**：504-507, 1991
3) Gasche Y, et al：Codeine intoxication associated with ultrarapid CYP2D6 metabolism. N Engl J Med **351**：2827-2831, 2004
4) Thorn CF, et al：PharmGKB: the Pharmacogenomics Knowledge Base. Methods Mol Biol **1015**：311-320, 2013
5) Quigley C：Opioids in people with cancer-related pain. BMJ Clin Evid. 2008 Jul 31 ; 2008. pii：2408
6) Galiè E, et al：Tapentadol in neuropathic pain cancer patients: a prospective open label study. Neurol Sci **38**：1747-1752, 2017
7) Wiffen PJ, et al：Oral tapentadol for cancer pain. Cochrane Database Syst Rev. 2015 Sep 25：CD011460
8) Ono H, et al：Effect of the norepinephrine transporter (NET) inhibition on μ-opioid receptor (MOR) -induced anti-nociception in a bone cancer pain model. J Pharmacol Sci **125**：264-273, 2014
9) Charles MA, et al：Relief of incident dyspnea in palliative cancer patients: a pilot, randomized, controlled trial comparing nebulized hydromorphone, systemic hydromorphone, and nebulized saline. J Pain Symptom Manage **36**：29-38, 2008
10) Clemens KE, et al：Effect of hydromorphone on ventilation in palliative care patients with dyspnea. Support Care Cancer **16**：93-99, 2008
11) Davison SN, et al：Pain management in chronic kidney disease: the pharmacokinetics and pharmacodynamics of hydromorphone and hydromorphone-3-glucuronide in hemodialysis patients. J Opioid Manag **4**：335-336, 339-344, 2008
12) Caraceni A, et al：Use of opioid analgesics in the treatment of cancer pain: evidence-based recommendations from the EAPC. Lancet Oncol **13**：e58-68, 2012
13) Hannah C, et al：Transdermal Buprenorphine. Drugs **63**：1999-2010, 2003

SECTION 6 オピオイドの副作用対策

オピオイドの副作用コントロール

　フェンタニルはモルヒネに比較して便秘や眠気は少ないことが報告されているが，全くないわけではない．したがって，副作用はオピオイドの種類によって強弱の差はあっても，ほぼ同じと考えて対処していく．

① オピオイドの開始と同時に必要とする副作用対策は，便秘と悪心．
② 患者にとって耐え難く，モルヒネの継続投与が難しくなる副作用としては，初期の嘔吐とめまい，反復投与中の便秘がある．
③ オピオイド投与中，継続的に対応が必要なのは，便秘．

　具体的なオピオイドの副作用および対処方法について表1[1]にまとめた．

1 オピオイド誘発性便秘（opioid induced constipation：OIC）

　経口オピオイド服用患者619例に対し，3日/週以上連続して排便がないものを便秘とし調査したところ，619例中40％が便秘であった．74％が下剤服用していたが，うち34％は便秘で，今までの下剤の治療だけでは便秘のコントロールが十分とはいえない状況にあることがわかった[2]．
　オピオイド服用患者に対し，「便秘の治療は重要」であることは理解が進んでいる．しかし，「とりあえず下剤は処方している」状態では，隠れた便秘が存在している可能性があるため，意識した排便コントロールに取り組むことが重要である．診断基準を表2[3]に示す．
　マウス便秘モデルにおける，ルビプロストン投与群とプラセボ群の比較結

6 オピオイドの副作用対策

表1 オピオイドの副作用コントロール

症状	発生〜継続期間	頻度	対処開始時期	対処、処方	薬用量	投与量
便秘	期間中継続	96%	オピオイド開始時	下剤の処方例 (p.79) 参照		
嘔気、嘔吐	〜2, 3週	30%	オピオイド開始時に予防的に	プロクロルペラジン	5mg	1〜3回/日
				オランザピン	1.25mg/回	1回/日
				メトクロプラミド	15〜30mg	分3
				ジフェンヒドラミン・ジプロフィリン	1錠/回	1〜3回/日
眠気	〜数日	24%	経過をみながら	減量、オピオイド・スイッチング		
排尿障害	期間中継続	5%	経過をみながら	タムスロシン（男性）	0.2mg/回	1回/日
				ウラピジル（女性）	15mg/回	1〜2回/日
呼吸抑制 ($PO_2↓$) ($PCO_2↑$)	開始時、増量時、腎不全時 急な急性	0%	緊急	減量、一時中止、酸素吸入 減量、一時中止 ナロキソン		RR>10/分に安定するまで静注を繰り返す
せん妄、混乱	〜数日	0%	経過をみながら	オピオイドの減量 抗精神病薬（リスペリドンなど）		
めまい、ふらつき	〜数日	1%	経過をみながら	減量、ジフェンヒドラミン・ジプロフィリンなど		
かゆみ、発汗	期間中継続	2%	経過をみながら	抗ヒスタミン薬 ステロイド、オピオイド・スイッチング、他剤へ変更		
ミオクローヌス	大量投与時	頻度不明	経過をみながら	クロナゼパム	0.05〜1mg/回	

(有賀悦子：「症状緩和」1) 疼痛―薬物療法．治療学 **43**：359-364, 2009 より許諾を得て改変し転載)

表2 OIC 診断基準

1. オピオイド治療の導入時，変更時，またはオピオイド増量時に，以下のうち2項目以上を認める．
   a. 排便時に 25％以上いきむ
   b. 排便の 25％以上が兎状便や硬便（ブリストル便形状スケール）
   c. 排便時 25％以上に残便感
   d. 排便時 25％以上に肛門直腸の閉塞感
   e. 排便の 25％に手技（摘便，骨盤底サポート）が必要
   f. 自然排便（自発的腸管運動）が週3回未満

2. 下剤投与なしで軟便になることはまれ

OIC の患者は，腹部膨満感を訴えない．

(Lacy BE, et al：Bowel Disorders. Gastroenterology：150：1393-1407, 2016 より引用)

果が報告されている（図1）[4]．オピオイド間でこのような違いはあるが（図2）[5]，モルヒネ，オキシコドンはオピオイド投与とほぼ同時に下剤併用を開始していくことが大切である（図3）．

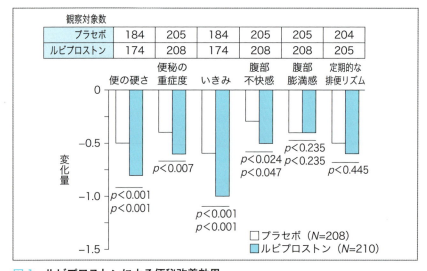

図1　ルビプロストンによる便秘改善効果

投与による排便状態の改善度合いが，ルビプロストン群は水色，コントロール群は白で示されている．便つまり感，腹部の不快感には差を認めているが，腹部膨満感はオピオイドにより症状が抑えられていたために，便が出るようになっても差を生じていないものと考えられる．

(Cryer B, et al：A randomized study of lubiprostone for opioid-induced constipation in patients with chronic noncancer pain. Pain Med 15：1825-1834, 2014 より引用)

6 オピオイドの副作用対策

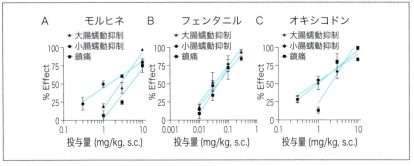

図2 動物実験におけるオピオイド投与量と腸管蠕動抑制，鎮痛効果との関係
モルヒネは鎮痛効果が出る前に小腸から蠕動抑制が起こり，鎮痛効果が上がっていくと，大腸＞小腸蠕動抑制となる．フェンタニルは鎮痛効果とほぼ並行して，大腸も小腸も抑制されていく．オキシコドンは鎮痛効果を認める前に小腸と大腸がほぼ同時に抑制されていく．
(Mori T, et al：Mechanisms that underlie μ-opioid receptor agonist-induced constipation: differential involvement of μ-opioid receptor sites and responsible regions. J Pharmacol Exp Ther **347**：91-99, 2013 より許諾を得て転載)

> **Column**
>
> ## Rome IV[6] に追加された OIC
>
> 　過敏性腸症候群の診断基準検討委員会が国際消化器病学会の際に組織され，1988 年にローマで開催されました．それ以降，この委員会は Rome 委員会とよばれています．ROME 財団が機能性消化管障害の診断治療指針を発刊しており，2016 年 5 月，Rome IVが刊行されました．なお本指針は，精神疾患の診断分類である DSM（diagnostic and statistical manual of mental disorders）をモデルにしています．この Rome IVより，機能性腸管障害の下部項目に新たにオピオイド誘発性便秘（OIC）が追加されました．
>
> A．機能性食道障害
> B．機能性胃十二指腸障害
> C．機能性腸障害 →
> D．中枢性消化管痛障害
> E．機能性胆囊・オッディ括約筋障害
> F．機能性直腸肛門障害
> G．新生児及び乳幼児の機能性障害
> H．小児・青年期の機能性障害
>
> C1．過敏性腸症候群
> C2．機能性便秘
> C3．機能性下痢
> C4．機能性腹部膨満／鼓腸
> C5．非特異機能性腸障害
> C6．オピオイド誘発性便秘
> ↑新たに追加

I 痛み

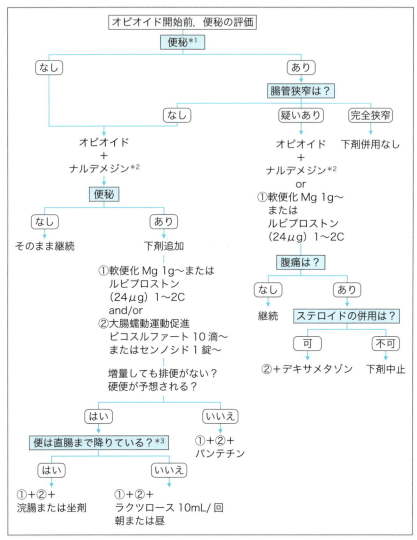

図3 便秘治療の進め方
*1:便秘とは週2回以下の排便,またはそれ以上の回数があってもいきみや残便感があったり量が不十分な場合を目安とする. *2:ナルデメジンの治験はそれまで行われていた便秘治療のあとナルデメジンを投与するデザインであったため,①②などの治療後,コントロール不良患者に対しナルデメジン投与が推奨されている.しかし,末梢腸管に存在するµオピオイド受容体刺激が便秘の原因となりうるなら,オピオイド開始とともにナルデメジンを開始し,それにても残存する便秘(たとえば抗コリン作用や腸内細菌の変化,ホルモンバランス変化や加齢など)に今まで行っていた便秘治療を併用していくことが自然な排便につながると考えている.今後の症例の蓄積が求められる. *3:腹部単純X線写真や直腸診などで確認する.

> 💊 **処方例　下剤の種類と使用量**
>
> 〈経口投与〉
> - 末梢性μオピオイド受容体拮抗薬
>   ナルデメジン（0.2 mg）　1錠，分1
> - clc クロライドチャネル活性作用
>   ルビプロストン（24μg）　2カプセル，分2
> - 塩類下剤，軟便化作用
>   酸化マグネシウム　1〜2 g，分3
> - 大腸刺激性下剤
>   ピコスルファート（0.75%）　5滴〜適量，眠前，量多くなれば分3
>   センノシド（12 mg）　1〜4錠，眠前分1
> - 糖類下剤，便表面の軟便化作用と腸管刺激性
>   ラクツロース　10 mL/回，1〜4回/日
> - 胆汁酸トランスポーター阻害薬
>   エロビキシバット（5 mg）　1〜3錠，分1，食前
> - GC-C 受容体拮抗薬
>   リナクロチド（0.25 mg）　1〜2錠，分1
>
> 〈非経口投与〉
> - 自律神経作用性
>   パンテノール注　100〜1,500 mg/日
>
> 〈経肛門投与〉
>   新レシカルボン®坐剤　1〜2個/日
>   グリセリン浣腸　120 mL/回

　併用する下剤の選択にあたっては，まず腸管の狭窄の有無を評価する．排便を認めていなければ，腹部単純X線写真を立位・臥位で撮り，小腸ガスや鏡面像（ニボー）の有無，便の貯留状況を確認する．小腸ガスや鏡面像を認めるときはイレウスのサインであることから下剤の投与は行わず，ステロイド薬の適応を検討する．

　硬便が予測されるときは，腸管内に水分を増やす，軟便化作用のある薬剤を用いる．便が直腸に栓になっている可能性があるときは経肛門投与を検討する．このとき，血小板数減少や直腸内病変がないことを確認するのが大切である．

> **💊 処方例：腎機能障害がある硬便のとき**
> ラクツロース（モニラック®）10 mL/回，朝1回内服
> または
> ルビプロストン（24 μg）2 カプセル，朝夕2回
> 排便がなければ昼にもう1回追加し，夕まで観察．出なければ数日続ける．

a 処方薬

1）ナルデメジン（スインプロイク®錠）（0.2 mg）

2017年6月発売となった経口末梢性μオピオイド受容体拮抗薬で，日本で開発された新規薬剤である．

a）作用機序

消化管粘膜の末梢性μオピオイド受容体に結合し，オピオイドに拮抗することでOICを防ぐ．腸から吸収され，血中への移行はあるが，モルヒナン骨格を側鎖として付加させることで血液脳関門（BBB）を透過させないような設計となっており，そのことで中枢性μオピオイド受容体を拮抗させない工夫がなされている．臨床試験では，ナルデメジン投与後，オピオイドの耐薬症状は認めておらず（変化量±0.1），疼痛の悪化はNRSがプラセボに比較して15日間の観察期間中に4日間差を生じているがオピオイド量の変化の振れ幅に差は生じていない．12週間の投与期間中，効果は一定していることから，耐性を形成する（効果が減弱していく）可能性はきわめて低い（ない）ものと考える．食事（脂肪など）から影響は受けず，また腸管の吸収にほとんど影響は与えない．

腎機能障害の影響はなく，血液透析で除去されないと言われているが，健康成人と比較してeGFR 60〜90 mL/min/1.73 m^2，GFR 30〜60，GFR 30〜15および血液透析患者を含む末期腎不全（ESRD：GFR＜15）のAUC$_{0-inf}$は，1.08，1.06，1.38，0.83で，透析除去率は8.2％と報告されている．

肝機能障害では，健康成人に比較して，軽度から中等度の肝機能障害でのAUC$_{0-inf}$は，0.83，1.05であった（データの引用元：スインプロイク錠0.2 mg インタビューフォーム）．

b）代謝と相互作用

おもに肝臓で，CYP3A4 により代謝される．したがって，CYP3A4 阻害薬では血中濃度が上がり，誘導剤では下がる．

特に相互作用で注意が必要なのが P-糖蛋白阻害薬（シクロスポリンなど）で，血中濃度が上昇することで BBB に影響を与え，脳内濃度が上昇し，鎮痛効果が減弱する可能性がある．

c）適応と効果

オピオイド誘発性便秘症が適応病名で，薬効を認めた場合に期待される効果は，いきみや残便感を伴わない自然排便を週 3 日以上認めるようになることである．なお，オピオイド量（モルヒネ換算で 60 mg 未満と以上）で効果に差は出なかった．服用後，初回排便効果が 4 時間程度であったため朝の内服がよい．

d）副作用

臨床試験では 224 例中，下痢（21.9％），腹痛（2.2％）を認めた（ただし，プラセボ群でも 5％に下痢を認めており，先行下剤の不安定さも背景にあることが推測される）．市販後調査における 4 ヵ月での副作用収集中間報告（2017 年 6 月 7 日～10 月 6 日）では，368 件の副作用報告中，下痢 265 例，腹痛 43 例，悪心 16 例がおもなものであった[7]．このうち，薬剤離脱症候群は 3 例報告されている．

なお下痢については，先行下剤を中止せず，本薬剤を上乗せしたため出現している可能性が高い．先行する下剤の有無を確認し，すでに内服しているときは必要に応じた減量などを検討のうえ，ナルデメジンを開始するように心がけたい．

> **💊 処方例**
> ナルデメジン（スインプロイク®）（0.2 mg）1 錠，分 1（朝食後）

e）長所と短所

オピオイド増量を行っても 1 錠 / 日でよいため，便性を細かく観察しな

がら下剤をタイトレーションする必要がなく煩雑さが改善される．

便秘の原因にはOICだけでなく抗コリン作用や加齢など他の原因も混在しているため，1錠/日では足りない場合がある．塩類下剤や大腸刺激性下剤の併用が必要になる場合があり，特にオピオイドを開始する以前から便秘がある場合は，ナルデメジン単剤での治療は困難である．また，腸管狭窄や腸閉塞の有無を診察することは腹痛や穿孔のリスクマネジメント上重要である．

2) ルビプロストン（アミティーザ®）

小腸粘膜上皮細胞のClC-2クロライドチャネルを活性化することで，小腸内腔に水分が放出され，便を軟らかくする下剤（図4）．海外ではオピオイド誘発性便秘に用いられている．マグネシウムを用いることができない腎機能障害下で，軟便化を目的に投与することが可能である．ただし，メサドンは，クロライドイオンカレントを消化管上皮細胞レベルで抑制するため，メサドン誘発性便秘には効果がほとんど期待できない．

3) 酸化マグネシウム

大腸内で水分の放出を促す．マグネシウムは腎排泄のため，腎機能障害があると投与はできない．その場合はルビプロストンを用いる．

4) エロビキシバット（グーフィス®）

通常，胆汁酸は回腸で吸収される．胆汁酸は，大腸に到達した場合，水分分泌と大腸運動を促進させ軟便や下痢を引き起こす．回腸切除を受けた患者の下痢は，この機序から生じている．また健常者において，繊維質が豊富な食事をとると便が出やすくなるが，これは繊維により吸着された胆汁酸が回腸を越え，大腸に持ち越されることが機序の1つである．本薬剤は，胆汁酸トランスポーターを阻害することで排便を促す作用であり，軟便化と大腸刺激を同時に行う自然排便の促しが特徴である．元来非特異的な便秘をもっていた患者にオピオイドを用いはじめた場合，スインプロイク®単剤では良好な排便とならない場合に併用を検討することがある．

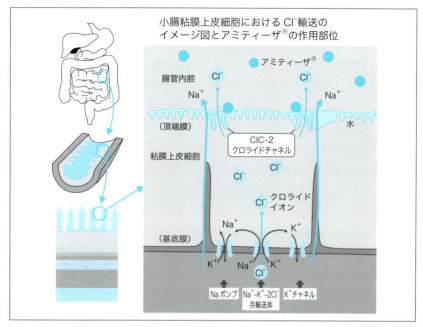

図4　ルビプロストンの作用機序
腸管の水分分泌にはクロライドイオン（Cl⁻）の移動が関与している．ルビプロストンは，小腸上皮頂端膜に存在するClC-2クロライドチャネルを活性化，腸管内への水分分泌を促進し，便を軟らかくし，腸管内の輸送を高めて排便を促進する．
（医薬品インタビューフォーム，2017. 6, p15）

5）リナクロチド（リンゼス®）

　グアニル酸シクラーゼC（GC-C）受容体拮抗薬で，腸管分泌促進作用，小腸輸送能促進作用，大腸痛覚過敏改善作用をもつ，便秘型過敏性大腸炎に保険適用のある薬剤である．以前から便秘がちで下痢を認めるような過敏性大腸炎を疑う病態があった患者の場合は，併用を検討することがある．

2 悪心・嘔吐

　血中濃度が立ち上がる過程で悪心を生じるといわれている．図5，表3のようにオピオイド特有の悪心はD_2受容体・H_1受容体刺激によるもので，1週間ほどで自然消失する．このことを臨床では「耐性がついた」という言い方で表現している．したがって，制吐薬を用いる場合は特にD_2受容体拮抗

I 痛み

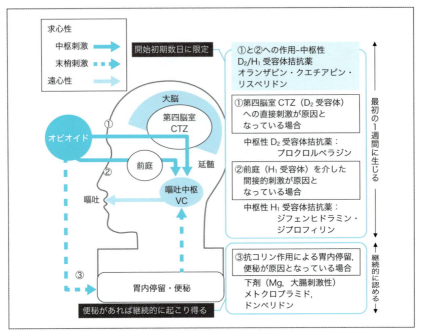

図5 オピオイドによる悪心・嘔吐の発現機序と制吐薬の選択

表3 オピオイドによる催吐と治療

嘔吐中枢（VC）へ入る経路	発生時期	背景	治療	参考
D_2 受容体→VC	開始時 1週間程度で耐性ができる（消失）	薬理学的刺激	D_2 受容体拮抗薬	D_2 受容体拮抗薬の副作用に注意，1週間で中止すること
前庭器→VC	開始時 1週間程度で耐性ができる（消失）	薬理学的刺激	H_1 受容体拮抗薬	眩暈，浮遊感を伴うことが多い
末梢（胃腸）→VC	投与期間中，継続して起こり得る	抗コリン作用（便秘，胃蠕動低下など）	下剤，胃蠕動促進薬，蠕動亢進させる制吐薬	便秘の評価には，腹部X線写真が有用

D_2 受容体拮抗薬の副作用については p.163「II-2 悪心・嘔吐」表2を参照のこと．

薬を1週間以内に必ず中止する．定時投与することのメリット以上に，中止することを忘れ漫然と投与してしまい，副作用（アカシジア）などを呈することのリスクのほうが高いとも考えられている．1週間以降の悪心はまず末梢性迷走神経刺激による便秘を疑い，下剤や胃蠕動促進薬によるコントロールを行う．

その他，留意すべき副作用にはパーキンソニズム，頻脈，QT延長がある．

3 眠気

オピオイド導入時の眠気は数日で耐性がつく．導入後に増量したときの眠気は，痛みに対しオピオイドが過量気味であれば出てくることがあるため（図6），鑑別診断が重要である（p.158「Ⅱ-1 眠気」参照）．

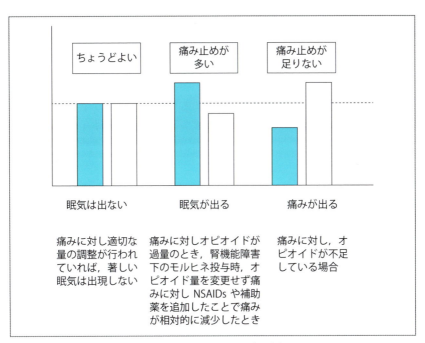

図6 痛みに比してオピオイドが過量となると眠気が出る
■オピオイドの量，□痛みの強さ

4 呼吸管理（呼吸抑制）

　夜間の睡眠中の呼吸回数が 10 回 / 分以上あることを目安とする．特に，初めてオピオイドを投与するときと増量時の評価は重要である．もし，10 回 / 分より少ない呼吸となった場合は次のオピオイド投与を保留にし，翌朝，疼痛を評価した上で投与の再開を判断する．このような場面には看護師が遭遇することが少なくなく，呼吸数の著明な減少を認めた場合は酸素吸入を開始し，医師に連絡をとる．オピオイドによる呼吸抑制は，呼吸数の低下→血中 O_2 の低下→血中 CO_2 の蓄積の順で進むため，酸素吸入を先行させる．さらに緊急を要する場合は，オピオイド受容体拮抗薬を用いる．

処方例：オピオイド受容体拮抗薬を必要とする場合

ナロキソン注（0.2 mg/1 mL）	1 A
生食	20 mL

　20 mL のシリンジに充填し，1 mL ずつ呼吸状態をみながら安定するまで静注を繰り返す．
　0.4 mg 静注後，5 分間で 97％が消失する（添付文書より）ことからもわかるように，消失速度が早いため，少量ずつ繰り返すことがポイントである．

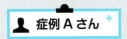

症例Aさん | **その7**

　Cre 0.95 mg/dL, Plt 18×10⁴/μL．胃腸障害を起こしていることなどから，NSAIDsの併用継続下でオピオイド導入することとした．下肢に放散する神経障害性疼痛に対するオピオイドの反応を観察し，今後の鎮痛補助薬導入の必要性をみていくこと，大腸がんにて仙骨前面に腫瘍があるため，硬便をつくらないよう開始時から副作用対策，特に便秘対策を十分行っていくことを身近な目標として患者と話し合った．

オピオイド導入における短期目標
・NSAIDs導入後も残存する下肢痛について，オキシコドンの効果を観察する
・副作用対策として，便秘にならないよう下剤を調整していく
・特に，排便時の便の硬さを意識して観察する

---
① オキシコンチン®（5 mg）2錠，分2
　レスキューとして
　オキノーム®（2.5 mg）1包/回，追加可
　1時間あければ2回まで可

---
② セレコックス®（200 mg）2錠，分2
③ スインプロイク®（0.2 mg）1錠，分1
④ ノバミン®（5 mg）1錠/回
　開始前1時間前に投与．1回のみ．以後は悪心時頓用．

　コデインリン酸塩は咳嗽時頓用として残しておき，オキシコドンの鎮咳効果をみて，中止とするか併用とするか検討することとした．
→p.89「Ⅰ-7 オピオイドを痛みに対応させる」に続く．

文 献

1) 有賀悦子:「症状緩和」1) 疼痛―薬物療法. 治療学 **43**:359-364, 2009
2) Ishihara M, et al: A multi-institutional study analyzing effect of prophylactic medication for prevention of opioid-induced gastrointestinal dysfunction. Clin J Pain **28**:373-381, 2012
3) Lacy BE, et al: Bowel Disorders. Gastroenterology:**150**:1393-1407, 2016
4) Cryer B, et al: A randomized study of lubiprostone for opioid-induced constipation in patients with chronic noncancer pain. Pain Med **15**:1825-1834, 2014
5) Mori T, et al: Mechanisms that underlie μ-opioid receptor agonist-induced constipation: differential involvement of μ-opioid receptor sites and responsible regions. J Pharmacol Exp Ther **347**:91-99, 2013
6) Drossman DA, Hasler WL: Rome IV-Functional GI Disorders: Disorders of Gut-Brain Interaction. Gastroenterology **150**:1257-1261, 2016
7) シオノギ製薬ホームページ 製品情報 スインプロイク®錠
(https://www.shionogi.co.jp/med/products/drug_sa/qdv9fu0000015cmp.html)

I 痛み

SECTION 7 オピオイドを痛みに対応させる

症例Aさん　その8

　以下の処方により，悪心は認めなかった．排便は，最初の2日間は軟便であったが，事前の話し合い（p.87）で短期目標に排便管理をあげていたことから，自己中止することなく，その後は1日1回の排便リズムで問題は生じなかった．

① オキシコンチン®（5 mg）　2錠，分2（8時，20時）
　レスキューとして
　オキノーム®　（2.5 mg）　1包/回，追加可
　1時間あければ2回まで可
② セレコックス®　（200 mg）2錠，分2
③ スインプロイク®（0.2 mg）1錠，分1
④ ノバミン®　（5 mg）　1錠/回
　開始前1時間前に投与

この導入により，痛みは
1) 肛門周囲から臀部にかけての鈍い痛み
　治療前　　NSAIDs オピオイド開始
　NRS　　　5〜8/10 → 5/10 → 4/10
2) 左大腿部後面から末梢にかけて痺れるような痛み
　（前屈や座位で増強する．突出痛）
　NRS　　　3〜5/10 → 2〜5/10 → 0〜4/10
3) 右側胸部の痛み．慢性的な鈍い重い痛み

89

I　痛み

> 　　（日常生活に差し障るほどの強い痛みではない）
> 　　NRS　　　4/10 → 2/10 → 0/10
> と変化した.
>
> 　全体的には痛みは軽くなったが，臀部痛はまだ強い．2）の痛みは動くことで生じるため，患者は日常生活動作を無意識に制限していることが問診で明らかになった．患者と話し合い，痛みを気にすることなく自由に活動できることを重視し，オピオイドの増量を行うこととした．

　オピオイドを痛みに対応させていく方法としては，①オピオイドの投与量の調節（オピオイド・タイトレーション），②オピオイドの投与経路の変更，③他のオピオイドへの変更（オピオイド・スイッチング）の3つがある．以下，順に詳述する．

オピオイド・タイトレーション（量の調整方法）

　オピオイド・タイトレーションとは，痛みに合わせてオピオイド用量を増減し，適正量を見つけていくことを指す（図1，p.85「I-6 オピオイドの副作用対策」図6参照）．
　オピオイドは量を増やせば増やした分，効果が増強する（線形性に量と効果が動く）．有効限界がないということは，理論的には，副作用管理ができる範囲であればどこまででも増量できることを意味する．定時薬の増減，レスキュー薬での補充で血中濃度を調整し，ちょうどよいところを患者と共に探索していく．

> 量調整の目安：痛みに対して，多すぎると眠気が出る
> 　　　　　　　痛みに対して，少なすぎると痛みが出る

　疼痛には複数の種類が存在するため，もっとも患者のQOLを阻害している痛みをタイトレーションの目安にする．
　なお，オピオイドレセプターの遺伝子多型により効果に個人差が大きいため，患者一人一人に合ったオーダーメイド的な処方が求められる．Aさん

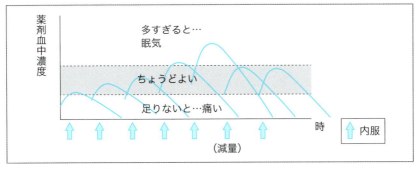

図1　オピオイドの調整（タイトレーション）イメージ
反復投与開始すると数日間は血中濃度は上昇し，増量するとさらに上昇する．それが痛みに対し過量となると眠気を生じる．減量するなどし，適正量を探索していく．

の量を，そのままBさんに適用できるわけではないことに注意されたい．
　加えて，オピオイド感度は変化するため，同じ人でも効果の現れ方は変化する．

1　増量方法

　適正量とは，目標とした鎮痛効果を上げ，副作用が最小となる量である．副作用を観察しながら導入できたら，次に除痛目標に達するように増量していく．
　増量方法としては，① 30〜50％ずつ定期的に増量する方法と，②レスキュー薬分を定時薬にふり分けて増量する方法の2つがある．以下に詳細を述べる．

a　定期的に増量する方法

　モルヒネ経口量に換算し，120 mgまでは50％/回の増量，120 mg以上なら30％/回の増量を目安とし，2〜3日の間隔をあけながら眠気が出る手前まで増量を行う．痛みが強いときは急速増量も必要な場合があるが，そのようなときは呼吸数10回/分以上を維持できる増量スピードとする．

Ⅰ 痛み

b 内服のレスキュー薬分を定時薬にふり分けて増量する方法（図2）

　定時薬の1/6（1/4～1/8）量を内服レスキュー薬の1回量として，1時間あけて1日3回程度までの投与を目安とする．それ以上必要な場合はそのレスキュー薬の1日の合計を翌日の定時量に含め，定時薬を増量していく．その場合，定時薬の増量に合わせてレスキュー薬も増量する．

		オキシコドン徐放剤の定時薬	オキシコドン速放剤のレスキュー薬	1日の薬用量
●日目	8時	5 mg＋10 mg	6時 5 mg 12時 5 mg 15時 5 mg 18時 5 mg	定時薬 　15 mg×2＝30 mg レスキュー 　5 mg×4＝20 mg 計　　　　50 mg
	20時	5 mg＋10 mg		
●＋1日目	8時	5 mg＋20 mg		定時薬 　25 mg×2＝50 mg
	20時	5 mg＋20 mg		
▲日目	8時	5 mg＋20 mg	5時 10 mg 18時 10 mg 24時 10 mg	定時薬 　25 mg×2＝50 mg レスキュー 　10 mg×3＝30 mg 計　　　　80 mg
	20時	5 mg＋20 mg		
▲＋1日目	8時	40 mg		定時薬 　40 mg×2＝80 mg/日
	20時	40 mg		

図2　オキシコドン速放剤のレスキュー薬を反映させたオキシコドン徐放剤の投与量調節例
1日2回の投与は12時間ごと．8時と20時は標準的な投与時間として例示し，レスキュー薬は疼痛を認めたり予防的に随時使用した結果を記載している．

2 減量方法

　抗がん治療の効果により痛みが減弱した場合，多剤併用により相対的にオピオイドが過量傾向となった場合，全身状態不良により代謝が遷延したことが予想される場合，モルヒネ投与下の腎障害悪化時などで減量を必要とすることがある．

　2〜3日に1回，15〜20％を減量し，これを繰り返す．ただし，呼吸抑制を認めるときはいったん中止し，呼吸数が10回/分以上となってから減量した量またはオピオイド・スイッチングを行って再開する．その際は，退薬症候群〔withdrawal syndrome：発汗，振戦，イライラ，筋攣縮，腹痛（abdominal cramps），頻脈，発熱〕に注意する．もし，こうした症状を認めたときはレスキュー薬を投与すればよい．

各投与経路と変更時の注意点

1 投与経路

　各オピオイドおよびそれぞれの投与間での等鎮痛力価を図3にまとめた．

a　経口投与

　投与された薬物はどれだけの未変化体が全身を巡るかで効果が左右される．これをバイオアベイラビリティといい，消化管吸収率，小腸での代謝，肝臓での代謝によって決まってくる．これらは各薬剤で異なり（図3），さらにその時々での肝機能や血行状態でも変化する．経口内服後，上部小腸で吸収される薬物動態について，肝臓で初回通過効果（ファーストパスエフェクト）を受けたあと，心臓から全身に運ばれる大循環までを図4に示す．

b　経直腸投与（坐剤）

　経肛門投与されたあとの薬物動態を図5に示す．

　坐剤の難しさは，吸収血行路が2つにまたがる点にある．肛門から坐剤を挿入すると，肛門近くから吸収された成分は周辺静脈から下静脈に流れ込み，大循環に乗って全身へ運ばれる（静注と同じ血行動態）．一方，肛門の奥から吸収された成分は直腸から門脈に入り，肝代謝を受けたあとに大循環

I 痛み

memo

患者からこんな質問をされたら

Q：麻薬は一度開始したらやめられないのか？
A：治療でがんが縮小するなど，痛みの原因が軽快したときはそれに合わせて減量や中止ができます．ただし，急な中止はよくないのでゆっくりとやめていきます．

Q：痛くないときはやめてみてはいけないのか？
A：痛みがないからといって薬を中止すると，血中濃度が急に下がり，痛みが今まで以上にぶり返すことがあります．結果的に薬の量が増えてしまったり，血中濃度が不安定になることで耐性獲得を招いたりすることがあります．ですから，自己判断での中止はしないでくださいね．

症例Aさん　その9

以下の表のようにオピオイドを増量し，痛みはNRS 0〜2/10となった．

	時刻	X月X日	X+1日	X+2日	X+3日	X+4日
定時薬*1	8	5 mg	5 mg	10 mg	10 mg	20 mg
	20	5 mg	5 mg	10 mg	10 mg	20 mg
レスキュー薬*2		18時 2.5 mg	15時 2.5 mg 19時 2.5 mg		10時 5 mg 17時 5 mg	
1日量		12.5 mg	15 mg	20 mg	30 mg	40 mg

*1：オキシコドン徐放剤，*2：オキシコドン速放剤．

オキシコンチン®で咳は悪化しなかったため，そのまま継続とした．
痛みの変化に合わせてオピオイドを調整していき，オキシコンチン® 80 mg/日で良好な症状緩和であった．
その後に生じた以下の三つの問題については，
① 呼吸困難の増悪（p.103 オピオイド・スイッチング参照）→肺転移の増悪に対処するため，モルヒネやヒドロモルフォンに切り替え．
② 神経障害性疼痛の悪化（p.123「I-9 神経障害性疼痛への対応〜鎮痛補助薬〜」参照）→肛門周囲や下肢の疼痛悪化への補助薬併用．
③ 経口困難（p.146『I-10 痛みとその周辺症状の管理が複雑な場合〜応用編〜「5 end-of-life で衰弱し，経口内服が困難となった場合」』参照）→貼付剤に切り替えて対処していく．

7 オピオイドを痛みに対応させる

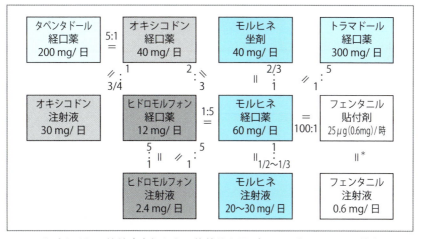

図3　オピオイドの等鎮痛力価となる換算比と量（モルヒネ60 mgを基本量とした場合）
＊貼付剤からのフェンタニル放出量が100％吸収されたと仮定された場合の皮下注，静注量

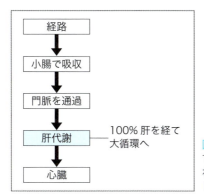

図4　経口投与された薬物動態
すべて一度肝臓に運ばれ，肝代謝を受ける．これを初回通過効果（ファーストパスエフェクト）という．

に乗る（経口投与と同じ血行動態）．したがって，直腸の奥か手前か，坐剤の挿入位置によって血中濃度が変わってくる．

下大静脈塞栓があれば，坐剤はほぼ経口投与と同じ血中濃度となり，門脈塞栓があれば，同じ坐剤の用い方をしても静注投与と同じ血中濃度となる．

したがって，坐剤を用いるときは，門脈，下大静脈の狭窄，閉塞の有無を確認しておくことが大切である．

なお，モルヒネ（アンペック®）坐剤は呼吸困難時や在宅での投与時はま

I 痛み

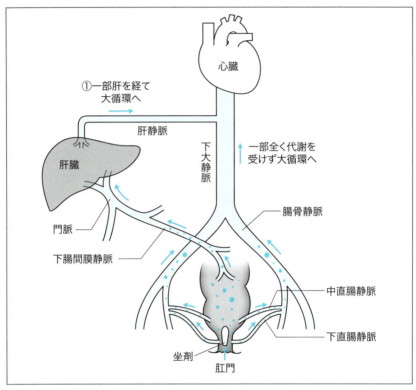

図5 2方向から吸収される坐剤の血行動態

だ使用されることはあるが,ブプレノルフィン(レペタン®)坐剤については他のオピオイドと併用禁忌のため,用いられる機会が少なくなってきている.

c 皮下注・静注・貼付剤(図6)

　経口薬とは異なり,静脈から血中に入ったあと,心臓から大循環に乗り全身に未変化体のまま巡る.その後,肝臓や腎臓で代謝を受けるため,中間代謝産物の蓄積は経口投与より少なく,バイオアベイラビリティも高く効果が安定する.ただし貼付剤については,皮膚の状態によって,放出された薬剤の吸収率は変わってくる.汗で剥がれていたり,皮膚に落屑が多数あると吸収は低下する.また,体温上昇(発熱や入浴など)により,貼付剤からの放

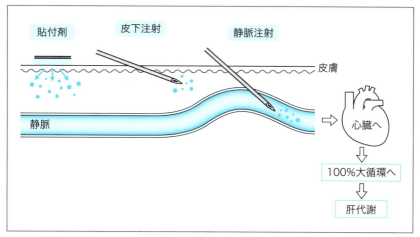

図6 非経口投与の吸収
皮下注では皮下にプーリング（貯留）し，静注ほど血中濃度が上昇しないことがある．貼付剤は脂溶性のため，脂肪にプーリングする．また，放出量がすべて吸収されるわけではない．

出が増し，吸収も増加するため，血中濃度は上昇する．患者の状態を観察し，血中濃度の変化を推測できるようにしたい．

さらに，貼付剤が高用量になると，血中濃度のばらつきは大きくなることが予想される．意識レベル，痛みの悪化などに注意しながら評価を繰り返すことが重要である．

2 投与経路変更時の注意点

a 鎮痛力価の換算と調節

図3および表1の換算表に従い，投与経路の変更を行う．ただし換算表はあくまでも目安であり，以下に述べるように患者の状態によって調整する必要がある．患者の状態を評価する際は，痛みと眠気の有無がポイントとなる．なお，変更後の薬用量は少量設定として徐々にオピオイド・タイトレーションを行っていく（図1）．

1) 換算量よりもやや少なめに変更すべきとき

① 腸管吸収が落ちている可能性があるが疼痛管理は良好であるとき：イレウス，便秘，食事摂取量の低下（消化管血流が減少），嘔吐，下痢，腸液ドレナージを行っているときなど
② 意識障害やせん妄，呼吸の不規則性を認めるとき：オピオイド・スイッチングも併せて検討する．

2) 換算量よりもやや多めに変更すべきとき

疼痛治療の不良時がこれにあたる．
① 痛みの原因が変化していないとき：できるだけ等力価またはやや少ない量に切り替え，そこから速やかに増量していけるようにしたほうが安全である．
② 骨折，穿孔などの急性疼痛増悪因子があるとき：呼吸数をみつつ多めに切り替え，速やかにオピオイド・タイトレーションの体制をとる．
③ 血栓，腫瘍塞栓，外部からの圧排による門脈閉塞・狭窄があるとき：経口内服薬は，図7のような経路をとるため，経口薬の用量が代謝を受けないまま，静注したときと同じだけの血中濃度となっている可能性がある．したがって，経口量と同じ mg 量を投与することになる．これも，やや少なめから早くその目標量に達するように増量できる体制をとっておくのが望ましい．

b 投与経路の変更方法

1) 経口薬から貼付剤への変更

貼付剤の立ち上がりに 17 時間程度かかるため，最初の 12 時間は経口薬を併用することがポイントである．

2) 経口薬から皮下注・静注への変更

以下に変更例を示す．

7 オピオイドを痛みに対応させる

表1 等鎮痛力価のオピオイドの定時薬および各薬用量に対応するレスキュー薬

定時薬（徐放剤）					レスキュー薬（速放剤，即放剤）1回量			
経口薬			貼付剤		モルヒネ (オプソ®)	オキシコドン (オキノーム®)	ヒドロモルフォン (ナルラピド®)	フェンタニル 口腔粘膜吸収剤
モルヒネ (量/日)	オキシコドン (量/日)	ヒドロモルフォン (ナルサス®) (量/日)	デュロテップ®*1/ワンデュロ®*2/フェントス®*3 (フェンタニル放出量/時, 同 放出量/日)					
(10mg相当)	(約6mg相当)	2mg	—	—	—	—	定時薬がどの量でも イーフェン®50μg アブストラル®100μg から開始し，レス キュー薬としてのタ イトレーションを 行っていく
—	10mg	(約3mg相当)	—	—	2.5mg	—	
20mg	(約12mg相当)	4mg	—	5mg	—	1mg	
30mg×1	20mg×1	6mg×1	2.1mg/0.84mg/1mg (12.5μg/時 0.3mg/日)	5mg	2.5mg	1mg	
30mg×2	20mg×2	6mg×2	4.2/1.7/2 (25μg/時 0.6mg/日)	10mg	5mg	2mg	
30mg×4	20mg×4	6mg×4	8.4/3.4/4 (50μg/時 1.2mg/日)	20mg	10~20mg	4mg	
30mg×6	20mg×6	6mg×6	12.6/5/6 (75μg/時 1.8mg/日)	30mg	20mg	6mg	
30mg×8	20mg×8	6mg×8	16.8/6.7/8 (100μg/時 2.4mg/日)	40mg	20~25mg	8mg	(0.5mg相当)*4

後発品の *1 フェンタニル3日型，*2 フェンタニル1日型，*3 フェンタニルクエン酸塩1日型も同等，*4 p.64「I-5 オピオイド各論」[5]を参照のこと．

I 痛み

> 💊 **処方例　上級編：門脈閉塞状態でオキシコドンを経口→静注に変更する場合**
>
> オキシコドン徐放剤（40 mg）2 錠
> 　　　　　　　　（10 mg）2 錠，分 2
>
> を内服している膵がん患者．
>
> このところ，T-bil が上昇し 4.5，アンモニアも 140 となった．痛みは NRS 2/10，画像上門脈閉塞，食道下部に静脈瘤を疑った．一時ぼんやりした感じがあったが，分子鎖アミノ酸輸液で意識レベルは改善した．
>
> 経口オキシコドン：静注オキシコドン＝1：3/4
>
> 本来なら 100 mg×3/4＝75 mg であるが，本患者では門脈閉塞を起こしているため，肝臓を通過せず，代謝を受けないまま食道下部の静脈瘤を通って大循環に乗ってしまい，すでに皮下注や静注と同じ薬物動態をとっている可能性がある．したがって，必要な静注量は経口内服量と同じ 100 mg の静注オキシコドンとなることが考えられる．
>
> **オキファスト®（50 mg）2A＝10 mL**
> <u>生食　　　　　　　　　40 mL</u>
> 　　　　　　　　　　　50 mL
>
> 患者の意識レベル，予後見通しを立て，1.5 mL/ 時（約 75 mg/ 日）～2.0 mL/ 時（約 100 mg/ 日）の間のどこを目標に切り替えるか検討する．
>
> 　○月○日　朝 8 時　オキシコンチン®経口内服中止
> 　　　　　　　　　　24 時間持続静注　1.5 mL/ 時で開始
> 疼痛時：レスキューとして 1 時間量/ 回
> 呼吸数≧10 回/ 分確認できれば，15 分間隔をあけて 1 日 8 回まで可．
> 8 回に達したら，2.0 mL/ 時へ増量のこと．
> または，
> 疼痛が残存，徐々に悪化する場合は，呼吸数≧10 回/ 分あることが確認できれば，本日中に 2.0 mL/ 時へ増量可．
> などの指示が想定される．

7 オピオイドを痛みに対応させる

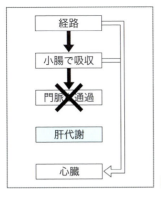

図7 門脈閉塞時の血中薬物の流れ

> 💊 **処方例：オキシコドンを経口→静注に変更する場合**
>
> オキシコンチン（40 mg）2錠 分2内服していたが，化学療法のため内服困難となった．
> レスキュー薬は，オキノーム®（10 mg）1包/回，2回/日程度．
>
> 経口オキシコドン1日総量＝ 80＋20＝100 mg/日
> オキシコドンの経口と静注の換算比は1：3/4であることから（p.64『I-5 オピオイド各論「3 等鎮痛力価換算比」』参照），
> 1日注射量＝100× 3/4 ＝ 75 mg/日
>
> オキファスト®（10 mg/1 mL）10 A 10 mL＝100 mg
> 生食　　　　　　　　　　　　　40 mL
> ―――――――――――――――――――――
> 　　　　　　　　　　　　　　　50 mL（2 mg/1 mL）
> 24時間持続静注にて　1.5 mL/時
> 疼痛時　レスキュー薬として早送り1時間量/回
> 呼吸数10回/分以上確認できれば，15分間隔をあけて1日12回まで

I 痛み

> 💊 **処方例：モルヒネを経口→静注へ変更する場合**
>
> 　定時薬としてモルヒネ徐放剤（60 mg）2錠 分2，レスキュー薬としてモルヒネ速放内用液 20 mg/回（平均2回/日）を静注に変更する場合，
> 　経口モルヒネ1日総量＝60 mg×2＋20 mg×2＝160 mg/日
> 　モルヒネの経口と静注の割合は1：1/2～1/3である（p.60『I-5 オピオイド各論「5 持続皮下注」』参照）ことから，
> 1日静注量＝160 mg/日×1/2～1/3＝53～80 mg/日
>
> | | |
> |---|---|
> | 1%塩酸モルヒネ注（50 mg/5 mL）2A | 10 mL＝100 mg |
> | 生食 | 40 mL |
> | | 50 mL（2 mg/1 mL） |
>
> 24時間持続静注にて 1.5 mL/時＝36 mL/日＝72 mg/日
> 疼痛時レスキュー薬として早送り：1時間量/回
>
> 　早送りが3～5回/日必要となったら，1.5→2→3 mL/時と除痛目標に達するように増量を行う．

3）貼付剤から皮下注・静注への変更

　フェンタニル貼付剤からモルヒネ注およびフェンタニル注への変更例を示す．
　フェンタニル貼付剤は17時間ほどかかって血中濃度が低下する．したがって徐々に増量できれば丁寧なのだが，細やかな変更は業務を煩雑にしてしまうため一例として記載した．この血中濃度の動きを図にしたのが図8である．

> 💊 **処方例：モルヒネ静注→フェンタニル貼付剤へ変更する場合**
>
> 　対応する貼付量を決め，フェントス®貼付と同時に静注モルヒネ投与速度を1/2にし，12時間後に静注モルヒネを中止する．
> 　ただし，貼付剤が高用量（例：16.8 mg 2枚）の場合は，1度にすべてを変更するのではなく1枚ずつ（3日/1枚程度の時間をかけながら）切り替えていく．貼付剤は脂溶性で脂肪にプーリング（貯留）しているため，安定するのに時間がかかるためである．

7 オピオイドを痛みに対応させる

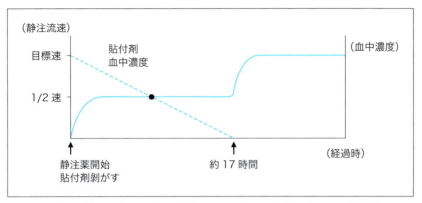

図8 貼付剤を静注に変更した処方例のフェンタニル血中濃度の経時的変化
―― 静注薬,　----- 貼付剤

> ⚠ 注　意
> **パッチ放出量と皮下への吸収量は異なる**
> 　デュロテップ®,　フェントス®最少量は，1時間あたり12.5μgのフェンタニルが放出されている（表1）．注：吸収ではなく，放出である．
>
> 貼付剤12.5μg/時放出＝300μg/日＝0.3 mg/日
> 　　　　　　　　　　＝フェンタニル（0.1 mg/2 mL）3A/日分の放出
>
> 　放出量を100％吸収すれば，フェンタニル3A分の吸収量になる．

オピオイド・スイッチング（オピオイド・ローテーション）

　オピオイド・スイッチングとは，増量しても鎮痛効果が不十分な上副作用の眠気や悪心が強くなってしまうような病態に対し，オピオイドの鎮痛作用や副作用の改善を目的に，あるオピオイドから異なる種類のオピオイドに切り替えることをいう．オピオイド・ローテーションと同義である．投与経路の変更を広い意味でのオピオイド・スイッチングに含めることがあるが，ここでは種類を変えることを中心に述べていきたい．

1 オピオイド・スイッチングを行う前に

☑ オピオイドの血中濃度が十分に得られているか
→ 増量は十分にされているか，血中濃度が低下する因子（嘔吐，下痢，便秘，ドレナージなど）の有無を確認する．

☑ オピオイドが効きにくい疼痛への対処がされているか
→ NSAIDs またはアセトアミノフェン，鎮痛効果の併用について確認する．

2 手順

オピオイド・スイッチングの手順を図9に示す．

3 注意点

　退薬症状を防ぐこと，個人差に対応できる切り替え方を行うことが重要である．切り替えの理由が急ぐものでなければ，退薬症状を防ぐため一度に切り替えず，2～3日かけて行うことが望ましい．また切り替え量は，前薬での鎮痛達成状況によって，後薬の量を計算上100％とするか30％減量を行うかといった，患者の状態に応じた設定を行うことが重要である．したがって，後薬の量をやや少ない量に設定し，眠気と疼痛を観察しながら，速やかにタイトレーションしていくことがポイントとなる．
　また，図3は目安となっているが，鎮痛等力価換算比は個人差が大きい．μオピオイド受容体に関連する遺伝子領域は，DNA上の塩基Aが一つGに置換しただけで蛋白発現が変化してしまうような領域であることが知られており，日本人では45.3％に変異が認められたと報告されている．このような不安的な要素をもつオピオイド・スイッチングは，On th Job/臨床トレーニングを受けることが望ましいスキルである．

4 患者への説明方法

　一方，患者に理解してもらえるような関わり方も重要である．色々な薬剤

7 オピオイドを痛みに対応させる

Calculate total daily dose of the opioid
(オピオイドの1日総量を計算する)

Use equianalgesic dose ratio to calculate the dose of the new opioid
(新しいオピオイドの量を等力価比を用いて計算する)

…p.95 図3

Take into account the lack of complete cross tolerance
(一度獲得していた眠気の耐性などを交差耐性というが，これが再度出現する可能性が高いため，20〜30%減量した量を1日量として設定する．ただし，切り替え前，強い痛みがあるときは減量幅を少なくする)

Establish the regular dose
(定時量を決める)

Order breakthrough doses
(レスキュー薬を決定する)

図9 オピオイド・スイッチングの手順
〔The Edmonton Aid to Palliative Care（アルバータ大学緩和ケアレジデント向け教育冊子）を参考に著者作成〕

に切り替えを行うことは，患者にとっては定まらないことへの不安や，まるで実験されているようだといった気持ちをもたらすことがある．事前に，「効果不十分となったり，副作用が強く出たときには，オピオイドグループの他の薬剤に切り替えることがある」と説明しておくことが大切である．その際，一般の人が知っている薬剤のイメージとオピオイドの特性が異なるため，混乱をきたさないよう，患者の表情などを観察しながら伝えるように心がける．なお，筆者がオピオイド・スイッチングの説明をするときは，次のような例をあげることがある．

「掃除のモップがけを想像してみてください．モップに埃がたくさんつい

105

I 痛み

処方例：フェンタニルを貼付剤→静注へ変更する場合
フェントス® 2 mg からモルヒネ注またはフェンタニル注に変更する場合

フェントス® 2 mg＝フェンタニル放出量 0.6 mg/ 日
　　　　　　　＝フェンタニル注（0.1 mg/2 mL）6A＝0.6 mg/ 日

経口モルヒネ 60 mg/ 日　　　　　…p.95 図3
＝モルヒネ注 20〜30 mg
≒モルヒネ注（10 mg/1mL）3A

① モルヒネ注に変更する場合
- ○月○日 20 時　フェントス®貼付終了（剝がす）
- 同時に 1%モルヒネ注（10 mg/1 mL）　3A 30 mg＝3 mL
　　　生食　　　　　　　　　　　　　　　47 mL
　　　　　　　　　　　　　　　　　　　　50 mL

開始〜12 時間位まで　1 mL/ 時（※ 1）
　　12 時間以降　　2 mL/ 時（※ 2）
疼痛時　レスキュー薬として早送り　1 時間量/ 回

※ 1：レスキュー 8 回に達したら，12 時間を待たないで 2 mL/ 時に増量可．
　　　ただし呼吸数 10 回/ 分以下の場合，いったん中止して Dr. コール．
※ 2：増量後もレスキュー 8 回に達したら，3 mL/ 時に増量のこと．
　　　呼吸数 10 回/ 分以下の場合，1 mL/ 時のままで Dr. コール．

② フェンタニル注に変更する場合
- ○月○日 20 時フェントス®貼付終了
- 同時に
　フェンタニル注　6A　0.6 mg＝12 mL
　　生食　　　　　　　　　　　38 mL
　　　　　　　　　　　　　　　50 mL

開始〜翌朝 8 時まで　1 mL/ 時
　　　8 時以降　2 mL/ 時
疼痛時　レスキュー薬として早送り　1 時間量/ 回
上記※ 1，2 同様に指示を出す．

てくると，それ以上埃がとれなくなってきますが，新しいものに取り換えるとまた埃をとってくれるようになりますね．オピオイド・スイッチングもこれに似ています．はじめはよく効いていたオピオイドも，徐々に効きが悪くなって副作用が目立ってくることがありますが，ほかのオピオイドに変更することで少ない量で効果が出たり，副作用が少なくなったりします．今のオピオイドと次のオピオイドとが同じ強さになる計算方法がありますので，切り替えることでリセットされるわけではありません．やや少なめには切り替えますが，その後，痛みの状態をみながらこちらで増減しますから安心してください」

I 痛み

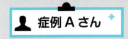

その10 - a

［がん進行に伴う呼吸困難の増悪に対処するために，オキシコドンから経口でモルヒネまたはヒドロモルフォンにスイッチする場合］

a. モルヒネ

① 1日2回投与のモルヒネへのスイッチと，
② 1日1回投与のモルヒネへのスイッチの2つが考えられる．

① オキシコドンから1日2回投与のモルヒネへのスイッチ

	時刻	X+4日	X+42日	X+43日	X+44日	X+45日	X+46日	X+47日
定時薬	8	20 mg	30 mg	40 mg	40 mg	O20 mg	M30 mg	M60 mg	M60 mg
	20	20 mg	30 mg	40 mg	40 mg	O20 mg	M30 mg	M60 mg	M60 mg
レスキュー薬			オキノーム® 10時 10mg 19時 10mg	オキノーム® 8時 10mg	オキノーム® 18時 10mg	オプソ® 10時 20mg			15時 20mg

O：オキシコンチン® 1日2回，M：MSコンチン®，MSツワイスロン®など1日2回のモルヒネ

　44日目の総オキシコドン量は定時薬80 mg＋レスキュー薬10 mg＝90 mg/日である．これをモルヒネに換算すると90 mg×3/2＝135 mgとなる．ただし，スイッチ後はやや少量設定とするため，1～2割程度減量した量を目標値とすることとした→ 120 mg とする．
　なお，モルヒネの場合，あとから遅れて眠気が出現することがあるため，切り替え後の減量も視野に入れておく．
　以上を考慮し，45日目の投与はオキシコドン50％の40 mg/日とモルヒネ50％の60 mg/日，翌日の46日目はモルヒネのみ100％の120 mg/日とし，スイッチを完了した．

② オキシコドンから1日1回投与のモルヒネへのスイッチ

	時刻	X+4日	X+42日	X+43日	X+44日	X+45日	X+46日	X+47日
定時薬	8	20 mg	30 mg	40 mg	40 mg	O20 mg	M60 mg	M120 mg	M120 mg
	20	20 mg	30 mg	40 mg	40 mg	O20 mg			
レスキュー薬			オキノーム® 10時 10mg 19時 10mg	オキノーム® 8時 10mg	オキノーム® 18時 10mg	オプソ® 10時 20mg			15時 20mg

O：オキシコンチン® 1日2回，M：カディアン®，パシーフ® 1日1回のモルヒネ

44日目の総オキシコドン量は定時薬80 mg＋レスキュー薬10 mg＝90 mg/日である．これをモルヒネに換算すると90 mg×3/2＝135 mgとなる．ただし，1割減量した120 mgを目標値とする．

①と同様45日目に50％ずつ投与し，46日目にモルヒネ100％にスイッチ，眠気と痛みの増強をみながら微調整を行った．

b. ヒドロモルフォン

がん進行による呼吸困難に対処したいが，Cre1.9となり腎機能障害が出現してきた．モルヒネが投与できないため（p.63『Ⅰ-5 オピオイド各論「c 腎障害患者にも安全に投与できる」』参照）．オキシコドンからヒドロモルフォンへ切り替えることとした場合

図3の換算比より，
　　モルヒネ：ヒドロモルフォン＝5：1
　　オキシコドン：モルヒネ　　＝2：3　したがって，
　　オキシコドン：モルヒネ：ヒドロモルフォン＝10：15：3となる．

オキシコドンからヒドロモルフォンへのスイッチ

	時刻	X+4日	X+42日	X+43日	X+44日	X+45日	X+46日	X+47日
定時薬	8	20 mg	30 mg	40 mg	40 mg	O20 mg H12 mg	H24	H24
	20	20 mg	30 mg	40 mg	40 mg	O20 mg		
レスキュー薬			オキノーム®→			ナルラピド®→		
			10時 10mg	8時 10mg	18時 10mg	10時 4mg	20時 4mg	
			19時 10mg					

O：オキシコンチン®　1日2回，H：ナルサス®　1日1回

44日目の総オキシコドン量は定時薬80 mg＋レスキュー薬10 mg＝90 mg/日である．これをヒドロモルフォンに換算すると90 mg×3/10＝27 mgとなる．ただし，1～2割減量した量を目標値とすることとした→24 mgとする

まず45日目に，50％の切り替えをし，翌日46日目にフルドーズの切り替えとする．

I 痛み

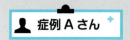

その10 - b

[呼吸困難は強くはなく,貼付剤を定時薬とし,レスキューを経口モルヒネまたは坐剤でモルヒネまたはヒドロモルフォンにスイッチする場合]

	時刻	X+4日	X+42日	X+43日	X+44日	X+45日	X+46日	X+47日
定時薬	8	20 mg	30 mg	40 mg	40 mg	O40 mg		
	20	20 mg	30 mg	40 mg	40 mg	O40 mg	F4mg	F4mg	F4mg
レスキュー薬			オキノーム®10時 10mg 19時 10mg	オキノーム®8時 10mg	オキノーム®18時 10mg	アンペック®坐剤またはナルラピド®	8時 20mg 8時 4mg	

O:オキシコンチン®, F:フェントス®

〈定時薬〉

　ポイントは,12時間は前オピオイドとフェンタニル貼付剤を併用することである.

　44日目の総オキシコドン量は 80 mg + 10 mg = 90 mg/日である.これをフェンタニル貼付剤に換算するとフェントス®で4 mg,デュロテップ®で 8.4 mg となる.

　なお,経口薬などと異なりフェンタニル貼付剤は基本的には減量しないで切り替える.

〈レスキュー薬〉

　定時量は,オキシコドン 90 mg = 経口モルヒネ 135 mg = 経口ヒドロモルフォン 27 mg.内服ではレスキュー 1 回量は 1 日定時量の 1/6 量前後とするので,

・モルヒネ経口ではオプソ® 20 mg/回,モルヒネ坐剤では経口:坐剤= 1:2/3 より坐剤 15 mg と計算できる.
・ヒドロモルフォン経口ではナルラピド® 4 mg/回とすることとなった.

　定時薬がモルヒネではないため,患者と話し合い,度々挿入することは避けたいとのことにて,やや多めの 20 mg/回として効果をみることとした.

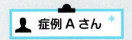 その10 - c

[呼吸困難の増悪に対し，経口オキシコドンから皮下注や静注でモルヒネまたはヒドロモルフォンにスイッチする場合]

44日目の総オキシコドン量は定時薬80 mg＋レスキュー10 mg＝90 mgである．

これをモルヒネに換算すると90 mg×3/2＝135 mgとなる．ただし，1〜2割程度減量した120 mgを目標値とする．
　モルヒネ経口：静注＝1：1/2〜1/3

静注モルヒネ40〜60 mg　したがって，50 mgに切り替える．

a．モルヒネの投与方法は以下の2つである

① 50 mLシリンジポンプを用いる
　1％モルヒネ注（50 mg/5 mL）　1A＝5 mL
　<u>生食　　　　　　　　　　　　　 45 mL</u>
　　　　　　　　　　　　　　　　　50 mL
24時間持続静注　2 mL/時
疼痛時　早送りとして1時間量/回

② 皮下注
　1％モルヒネ注（50 mg/5 mL）　1A＝5 mL
　原液にて0.2 mL/時
　疼痛時　早送りとして1時間量/回

b．ヒドロモルフォンの投与方法は以下の2つである

経口総オキシコドン量は，90 mgを経口ヒドロモルフォン換算で27 mg（p.110）であった．
ヒドロモルフォンの経口：皮下・静注＝1：1/5より，皮下・静注は5.4 mgである．1割減量を切り替え目標量とする．

Ⅰ　痛　み

① 50 mL シリンジポンプを用いる
　0.2% ヒドロモルフォン注（2 mg/1 mL）2 A＝2 mL
　　生食　　　　　　　　　　　　　　　　38 mL
　　　　　　　　　　　　　　　　　　　　40 mL
24 時間持続静注　2 mL/時（＝48 mL/日，4.8 mg/日）
疼痛時　早送りとして 1 時間量/回

② 皮下注
　0.2% ヒドロモルフォン注（2 mg/1 mL）3 A 原液
　24 時間持続皮下注　0.1 mL/時（＝2.4 mL，4.8 mg/日）

I 痛み

SECTION 8 在宅でもできる持続皮下注・静注方法

症例Aさん　その11

　病院内で痛みと呼吸困難に対し，オキシコドンをモルヒネの経口内服に切り替え，その後，皮下注射を実施していた．1％モルヒネ注（50 mg/5 mL）1A＝5 mL 原液にて 0.2 mL/時のままで，レスキュー薬もほとんど必要なく過ごせていたため，退院を検討することとなった．
　どのようにすれば，モルヒネを自宅に持ち帰れるだろうか．

在宅下での保険適用

　在宅下におけるオピオイドの皮下注，静注投与であっても，条件（表1）に合えば保険適用が可能である（表2）．ただし，同時に他の指導管理料と複数の算定はできないことに注意する．たとえば，高カロリー輸液を受けて

表1　在宅下における保険適用の条件

対象患者	末期悪性腫瘍（末期悪性腫瘍患者であること．末期とは，主治医の判断による．化学療法患者は末期でなくとも末期患者に準じてよい），ALS, 筋ジストロフィー
薬剤	ブプレノルフィン，モルヒネ，フェンタニル，オキシコドン，フルルビプロフェン アキセチル（ロピオン®）
注入器	ア　薬液が取り出せない状態であること イ　患者等が流速を変えられない構造であること

Ⅰ 痛 み

表2　C108

在宅悪性腫瘍患者指導管理料　　1,500 点
注1）：在宅における悪性腫瘍の鎮痛療法又は化学療法を行っている入院中の患者以外の末期の患者に対して，当該療法に関する指導管理を行った場合に算定する．
注2）：注入ポンプまたは携帯型ディスポーザブル注入ポンプを使用した場合は，所定点数にそれぞれ 1,250 点，または 2,500 点を加算する．

（平成 28 年度診療報酬点数）

いる患者は在宅中心栄養静脈栄養法指導管理料（3000 点）を算定し，ポンプ加算のみを加えて実施することとなる．

次節以降では，病院・診療所に限らず在宅でも実施できる方法について述べていきたい．

持続皮下注入療法 (表3)

1 持続皮下注に必要な医療材料

a 針

27G 程度の翼状針，24G プラスチック留置針，持続注射用皮下留置針（ピュアライン®）．翼状針は金属アレルギーを生じることがある．プラスチックは折れ曲がりやすく，観察が必要である．ピュアライン®はテフロン製のソフトカニューレで，固定ドレッシング剤と一体になっている．

b 延長チューブ

引っぱってしまうことがあるため，100 cm ほどの長さが動きやすい．また，投与されない体外の薬液は少ないほうがトラブルが少ないため，内腔容積が小さいもの（細いもの）を用いる．ルート交換は1週間に1度行う．

c 固定用フィルム

前述のピュアライン®を除き，針先の発赤を観察できる透明なものを用いる．ガーゼなどは当てない．

表3 持続皮下注における問題と対策

問題	対策
針刺入部の発赤と硬結	翼状針を用いているときは，サーフロー針に刺し替える
エアーロック	バルーン式ポンプで生じる，ライン中の気泡によって薬液が動かなくなってしまう現象． 気泡を三方活栓とシリンジで抜くことで対処可能
リーク	チューブと注射器間のゆるみ，圧がかかっていないか，針先が皮膚の上に出ていないか確認し，原因除去を行う
閉塞	リートの折れ曲がり，バルーン式ポンプのルート内気泡，針先の確認をし，原因除去を行う
バルーンの破裂	頻度不明であるが，可能性はある．破裂した場合の対応を検討しておく．在宅であれば，次のポンプの準備までの坐剤等の準備と服薬指導などを行う

持続静脈注入療法

1 中心静脈ルート

a 24時間持続中心静脈栄養法を施行している場合

高カロリー輸液バッグ内への直接的オピオイド混注は原則として行わない．レスキュー対応ができるよう側管からポンプを用いて24時間持続静注を行う．

b 間欠的中心静脈栄養法を施行している場合

高カロリー輸液を停止させているときは，オピオイドを凝血させない流速を維持して中心静脈ルートの側管から投与するか，静脈ルートとは別に持続的皮下注とするかのいずれかを選択する．中心静脈ルートの側管から投与するためには，オピオイドのポンプの流速は少なくとも4 mL/時以上の流れを維持しなければ菅の中で血液が固まってしまうため，100 mL/日以上の容積が必要となる．在宅下では，算定可能な指導管理料と必要とするポンプの費用が赤字に傾いてしまうため，間欠的中心静脈栄養法の場合は，持続皮下注とすることが現実的だと思われる．

2 中心静脈ルートの医療材料

a 皮下埋め込み型 CV ポート
ポートには MRI 検査対応ポート，金属ポートがある．針はヒューバー針などを用いる．間欠的投与に向かっている．

b 末梢留置型中心静脈カテーテル（PICC）
末梢静脈（尺側皮静脈，肘正中皮静脈など）から腋窩静脈，鎖骨下静脈を経由して上下静脈，心臓までカテーテルを挿入する方法である．感染リスクを減少させるが，肘の運動で滴下不良となることがある．逆流防止の3wayバッグによりヘパリンロックは不要である．グローションカテーテルなどがある．

c 皮下トンネル型中心静脈カテーテル
ブロビアックカテーテル，ヒックマンカテーテルなどカフがついており，皮下を通すことで感染の低減を図ったカテーテルを使用する方法である．

d ポンプ（表4）
在宅では，ディスポーザルタイプまたは鍵がかかるものであることが求められる．患者自己管理鎮痛法（patient controlled analgesia：PCA）または早送り対応ボタンはレスキューに用いられるため必須である．

e インフューザーポンプの機器を選別するには
変化に対応できること，PCAや早送りボタンが使用できること，サイズや重量が日常生活動作（ADL）を損なわないこと，スタッフが操作に熟知

表4 代表的な注入ポンプ

	細かい増減が可能 （0.05mL 以下）	簡便な増減が可能 （0.5mL 程度）	PCA， 早送りボタン	鍵
シリンジタイプ			○	○
ディスポーザブルタイプ		○	○	
精密タイプ	○		○	○

しているものを選択し，サポートシステムが利用可能であることなどが求められる．カセットの交換回数を保険の適用範囲におさまるよう工夫する．

1) シリンジタイプ（図1）

基本的には皮下注に用いる．患者が負担なく携帯できるが，頻回のシリンジ交換が必要になる場合がある．疼痛に合わせて医師により流速を変えることができる．希釈倍率の変更による医療事故を防ぐことも念頭に置き，薬液は原液の使用でよい．ポンプ対応型モルヒネプレフィールド（プレペノン®）もあり，これはアンプルカットの必要がない．

2) ディスポーザブルタイプ（図2）

充電不要，アラームなしである．ポンプ交換の間隔は2～7日．ただし，ポンプによっては流速を変えることが困難である．ポンプの流速に見合うよう生食で希釈する．

3) 精密型（図3～5）

鍵，PCA，流量の変更ができる．カセットには50～300 mLと幅広くあり，IVHルートにおける鎮痛剤単独の持続静注であっても，カテーテルに閉塞をきたさない流量（おおむね4 mL/時以上）を持続することができる．ただし，サイズ，重さとも前述の2タイプより上回っているため，ADLが阻害されることがある．また高価であることに加え，カセットの交換回数によっては，在宅悪性腫瘍指導管理料とポンプ加算点数を合算しても赤字になることがある．

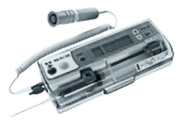

図1　TE-361（テルモ）

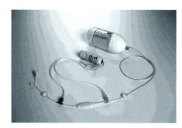

図2　シュアーフューザー® A PCAセット（ニプロ）

I 痛み

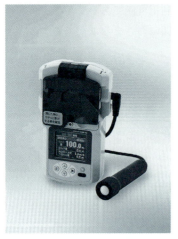

図3 ニプロ携帯型精密輸液ポンプ CAP-10 PCA タイプ（ニプロ）

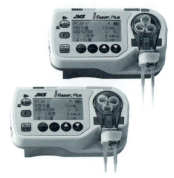

図4 アイフューザープラス（JMS）

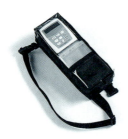

図5 CADD-Legacy® PCA（スミスメディカル・ジャパン（株））

皮下注・静注のレスキュー薬の設定　…p.43

　1時間量／回のレスキュー薬とし，痛みのコントロールが良好な場合は使用回数を前日の30〜50％増までに留めるよう設定する．15分以上の間隔をあけ，8回／日までで前日の30％増，12回／日までで50％増となる．また，筆者は安全を考え，「呼吸数10回／分以上が確認できれば」という条件をつけることを基本としている．

🔵 処方例：鎮痛目的で，オピオイドを注射で開始するとき

重要な点として，オピオイドの投与量は必ず単位まで伝える．数字だけを伝えたため，10倍量の投与となってしまった事例が報告されている．

a. モルヒネ，オキシコドン，フェンタニル

> ① 皮下注
> オピオイド注：最少量のアンプルを用いて，<u>原液で</u>
> 速度：0.05〜0.1 mL/時　24時間持続皮下注
> 疼痛時：早送り，1時間量/回，呼吸数10回/分以上確認できれば，
> 　　　　15分あけて1日8回（30％増）または12回（50％増）または無制限に投与可

最少1アンプルは，モルヒネ注10 mg/1 mL，オキシコドン注（オキファスト®）10 mg/1 mL，フェンタニル注0.1 mg/<u>2</u> mL，いずれも1アンプル/日から開始し，タイトレーション（p.90『I-7 オピオイドを痛みに対応させる「オピオイド・タイトレーション」』参照）を行う．ただし，2 mLアンプルのフェンタニルは，速度は0.1 mL/時から開始でよい．

希釈してもよいが，希釈倍率を間違ってしまうこともあるため，発赤が軽微なら原液投与でよい．1日のレスキューの回数，ルートで必要な用量を見積もり，1〜2日で使い切る程度の量を処方する．

> ② 静注
> オピオイド注：最少量アンプル2A＋生食（モルヒネ，オキシコドンは
> 　　　　　　　48 mL，フェンタニルは46 mL）
> 速度：1 mL/時　24時間持続静注
> 疼痛時：早送り，1時間量/回　以下，鎮痛皮下注に同じ

静注の処方のコツは，24時間だからといって48 mLとするのではなく，○ mg/mLとして計算しやすい濃度設定にすること，前述皮下注と同様に，レスキュー分を見積もった上で，頻回にシリンジ交換をしなくてすむよう，1〜2日に1回程度となるように用量を計算することである．

高カロリーバッグへの混注は行わないようにする．レスキュー投与が困難となるためである．

I 痛み

b. ヒドロモルフォン

　ヒドロモルフォン注の最少アンプルは 2 mg/1 mL で，開始量は 0.8 mg/日が目安となる．したがって，注射で開始するときは，0.5 A/ 日以下とする必要がある（p.62『I-5 オピオイド各論「ヒドロモルフォン」』参照）．

① 皮下注
　　最少アンプル；ナルベイン® （2 mg/1 mL) を用いて，<u>原液</u>で
　　速度：0.05 mL/ 時　24 時間持続皮下注 （1.2 mg/ 日）
　　レスキュー：a. に同じ

② 静注
　　最少アンプル；ナルベイン® （2 mg/1 mL)　1 A ＋生食 19 mL
　　速度：0.5 mL/ 時 （1.2 mg/ 日）
　　レスキュー：a. に同じ

💊 処方例

　経口で以下の薬剤を内服していたが，衰弱のため困難となってきた．在宅医よりモルヒネ注であれば使い慣れていると連絡があったため，モルヒネに変換し，皮下注量を計算することとした．

経口投与鎮痛薬　オキシコンチン®　40 mg　分 2 ＝モルヒネ 60 mg/ 日
　　　　　　　　ロキソニン®　　　3 錠　　分 3

① 持続皮下注に<u>シリンジポンプ</u>で変更する一例
　　経口：皮下注＝ 1：1/2 〜 1/3 より，皮下注モルヒネ必要量は
　　　60 mg × 1/2 ＝ 30 mg/ 日
　　　30 mg/ 日÷ 24 時＝ 1.25 mg/ 時≒ 0.15 mL/ 時

　1％塩酸モルヒネ 5 mL ＝ 50 mg を 10 mL シリンジに原液で充填し，速度 0.15 mL/ 時に設定する．レスキュー薬は 1 時間量を 1 回量とし，指示は

> 1% 塩酸モルヒネ（10 mg/mL）5 A＝50 mg/5 mL
> 原液にて希釈なし．
> 24 時間持続皮下注として 0.15 mL/ 時
> 疼痛時は 1 時間量 / 日
> 20 分間隔をあければ 8 回 / 日まで可とする．

　これに加え，ボルタレン®坐剤（25 mg）2 錠，分 2 を併用する（②，③においても同様）．

② 持続皮下注にディスポーザブルポンプで変更する一例
　ディスポーザブルポンプ 0.5 mL/ 時　5 日間タイプ PCA 付き 60 mL/ 本を用いる場合
　①と同じ換算比にて皮下注モルヒネ必要量　60×1/2＝30 mg/ 日＝3 mL/ 日であるが，流速が固定（0.5 mL/ 時）されているため，必要量が投与されるよう希釈を行う．

```
1%塩酸モルヒネ注　3 mL×5 日＝15 mL
生食　　　　　　　　　　　　　45 mL
　　　　　　　　　　　　　　　60 mL
```

③ 持続静注に精密型ポンプで変更する一例
　静注モルヒネ必要量
　60 mg×1/2〜1/3＝20〜30 mg/ 日…ここでは 30 mg/ 日とする．
　100 mL のカセットを用いた場合，1 週間程度（8 日間）でカセット交換するときの流速は，
　100 mL÷8 日＝約 12 mL/ 日＝0.5 mL/ 時

```
1%塩酸モルヒネ注　　3 mL/ 日×8＝24 mL（240 mg）
生食　　　　　　　　9 mL/ 日×8＝72 mL
　　　　　　　　　　12 mL/ 日　　96 mL/8 日
```

24 時間持続静注 0.5 mL/ 時．
　レスキュー薬は，1 時間量 / 回なので 20 分あけて 8 回 / 日を目安と指示をした．

I 痛み

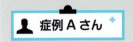 その12

シュアフューザー® PCA（図2）（50 mL/本　0.5 mL/時　ボーラス 0.5 mL　ロックアウトタイム 15分）1本を在宅用に処方し，

1％モルヒネ注（50 mg/5 mL）10A＝50 mL
生食希釈なし

を施行，皮下注は翼状針で発赤を認めたため，サーフロー®針で固定し，在宅移行となった．
　なお退院に先立ち，介護保険申請，在宅医，訪問看護導入とし，退院前共同指導を実施し，退院となった．

I 痛み

SECTION 9 神経障害性疼痛への対応 〜鎮痛補助薬〜

症例Aさん　その13

　退院後の通院では，痛みの変化に合わせてオピオイドを調整していき，オキシコドン 80 mg/日で日常生活を送れていた．しかし徐々に肛門周囲痛（NRS 4〜6/10）や下肢の疼痛悪化（NRS 5/10）を認めるようになってきた．
　このときの内服薬は，

① オキシコンチン®（40 mg）2錠，分2
　　レスキューとして
　　　　オキノーム®（10 mg）1包/回，追加可
　　　　　　　　　　　1時間あければ4回まで可
② セレコックス®（200 mg）2錠，分2
③ スインプロイク®（0.2 mg）

であった．神経障害性疼痛による痛みの悪化を疑い，処方の追加を検討することとした．

神経障害性疼痛とは

　がん疼痛の基盤となる侵害受容性疼痛とともに，神経障害性疼痛は，神経が何らかの障害を受けて引き起こされた痛みである（p.7「I-1 痛みの緩和の戦略」表2参照）．がんによる圧迫や浸潤，がんの手術や放射線治療，抗が

Ⅰ 痛み

ん薬などの薬物療法，またがんとは関係のない疾患，たとえば脊柱管狭窄症などが原因で発症する．

神経障害性疼痛の特徴には，表1のようなものがあげられる．

高閾値機械的受容体の刺激は大脳へ上行する．一方，ポリモーダル受容体は未分化な受容体で，信号が入ると神経ペプチドが分泌され，局所で神経性炎症を起こす．それがさらに痛みを増強するため，痛みが痛みを生む悪循環となる．上行し，情動を司る大脳辺縁系に伝わる．こうした痛みを放置すると，痛覚過敏や情動的な痛みを引き起こすわけである．この侵害受容性疼痛のほか，神経の髄鞘や軸索の障害による神経障害性疼痛などがあげられる（図1）．

表1　神経障害性疼痛の特徴

- 疼痛部位に腫瘍病変がない（支配神経の中枢側に腫瘍）
- 神経支配領域図（p.8「Ⅰ-1 痛みの緩和の戦略」図4参照）と疼痛領域との相関性がある
- 特有の症候群にあてはまる
- 痛みの訴え方が神経障害性に特徴的である
- オピオイドレスキュー薬を使っても反応が不良（ただし，1回量が1日総量の1/10以上の量を投与していること）

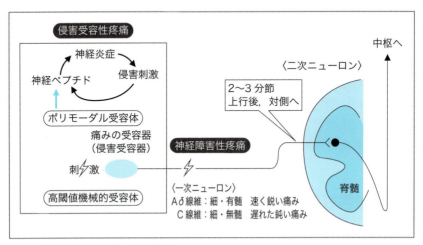

図1　侵害受容性疼痛の伝わり方
一次ニューロンは脊髄後角に入り，二次ニューロンを経て中枢へ上行する．

神経障害性疼痛の発現頻度と分類

2012年のシステマティックレビュー[1]による発現頻度を表2に示す.

これによると,がん疼痛の4割程度に神経障害性疼痛を認めており,患者によって混在型など多様な症状が存在していると思われる.

表3[2]に,がんに関連した神経障害性疼痛の分類と特徴的な症候群を列挙した.

神経障害性疼痛の治療

がん疼痛では,基本的にオピオイドと鎮痛補助薬の併用を行う.薬物治療

表2 神経障害性疼痛の発現頻度

疼痛の現れ方	発現頻度(%)
侵害受容性疼痛のみ	59.4
神経障害性疼痛のみ	19
混在型	20.1

表3 がんに関連した神経障害性疼痛

障害神経数による分類	・単神経障害 ・多神経障害(手袋・ソックス型)
障害部位での分類	・頭蓋底症候群 ・椎体症候群(vertebral syndrome) ・腕神経叢障害 ・腰仙部神経叢障害
障害を招いた原因での分類	・腫瘍関連疼痛症候群 ・腫瘍随伴感覚神経障害 ・化学療法後疼痛症候群 ・放射線照射後疼痛症候群 ・術後疼痛症候群 　幻肢痛 　乳房切除後疼痛症候群 　開胸術後疼痛症候群 ・帯状疱疹後神経痛

〔有賀悦子:神経障害性がん疼痛の薬物治療―オピオイドと鎮痛補助薬の使い方―. Pharma Medica 30(12):105-112, 2012 より許諾を得て転載〕

後の末梢神経障害やヘルペス後神経痛などの明らかな神経障害には鎮痛時補助薬単独で投与することもあるが，腫瘍による疼痛の発生の場合は，その大半が炎症や膜性疼痛など混在型であるため，基本的にはオピオイドを十分増量した上で，補助薬を併用していくことがポイントとなる．

なお，明らかな神経障害性疼痛（ヘルペス後神経痛，化学療法による手袋・ソックス型，末梢神経障害，椎体転移による根症状など）が認められるときや，特定の症候群（表1）の可能性が高いときは早期からの補助薬の併用を推奨する．同時に非薬物的治療（放射線治療など）や神経ブロックなどを検討する．WHOラダーでは，神経障害性疼痛があるときは第1ステップからの鎮痛補助薬の併用を推奨している．

治療の開始にあたっては，少量から漸増させる．効果判定には通常5日から長い場合は2週間要することもある．これは薬物の血中濃度が安定し，薬理効果が現れてくるまでの日数である．すぐ効果が出るわけではないこと，何度か薬剤を変更する可能性があることを事前に患者に説明する．なお，いずれの薬剤も「がん疼痛」「がんの神経障害性疼痛」に対する保険適用はない．

1 鎮痛補助薬とは

鎮痛目的以外で開発された薬剤のなかで，ある一定の疼痛に鎮痛効果を示す薬剤は鎮痛補助薬とよばれている[3]．国内で投与可能な薬剤の一覧を表4にまとめた．保険適用等に関する情報は表5のとおりである（2018年4月現在）．

各薬剤は作用する受容体が異なるため，効果の出方も異なる（図2)[2]．

神経細胞には痛み刺激で開くNaチャネルがあり，Naの流入を認める．疼痛が一次ニューロンを興奮させるとシナプス前ニューロンからグルタミン酸（Glu）の放出が始まる．このグルタミン酸受容体としてシナプス後ニューロンにはNMDA受容体，AMPA受容体がある．非興奮時，NMDA受容体はMgでブロックされているが，これがはずれ，Caの流入が始まる．また，AMPA受容体はNaの流入をみるようになる．疼痛は興奮性のグルタミン酸神経系で伝わる．

一方，いくつかの抑制系（痛みを鎮静させる系）が知られているが，その一つがGABA神経系でGABA$_A$受容体，GABA$_B$受容体が関与する．また，

9 神経障害性疼痛への対応〜鎮痛補助薬〜

表4 鎮痛補助薬の種類

分類	一般名	商品名	開始量		維持量（日）*	投与方法	保険等情報
抗うつ薬	アミトリプチリン	トリプタノール	10 mg/回	眠前1回	10〜150 mg	po	acde
	イミプラミン	トフラニール	10 mg/回	眠前1回	10〜75 mg	po	cd
	デュロキセチン	サインバルタ	20 mg/回	朝1回	20〜60 mg	po	be
	ミルナシプラン	トレドミン	15 mg/回	夕1回	15〜75 mg	po	(−)
抗痙攣薬	ガバペンチン	ガバペン	200 mg/回	眠前1回	200〜1,200 mg	po	de
	プレガバリン	リリカ	25〜75 mg/回	夕1回	150〜300 mg（〜600 mg）	po	ad
	カルバマゼピン	テグレトール	100〜200 mg/回	眠前1回	100〜800 mg	po	bc
	バルプロ酸	デパケン	100〜200 mg/回	眠前1回	100〜1,200 mg	po	e
	クロナゼパム	リボトリール ランドセン	0.25〜0.5 mg/回	眠前1回	0.25〜3 mg	po	e
抗不整脈薬	メキシレチン	メキシチール	50〜100 mg/回	3回/日	150〜300 mg	po	be
	リドカイン	キシロカイン	250〜500 mg/日		500〜1,500 mg#	csi, civ（24時間）	ce
NMDA受容体拮抗薬	イフェンプロジル	セロクラール	20 mg/回	3回/日	60〜120 mg	po	e
	ケタミン	ケタラール	50 mg/日		50〜200 mg	csi, civ（24時間）	e
中枢性筋弛緩薬	バクロフェン	ギャバロン	5 mg/回	1〜3回/日	5〜30 mg	po	(−)
	エペリゾン	ミオナール	50 mg/日		50〜150 mg	po	(−)
	チザニジン	テルネリン	3 mg/日		3〜9 mg	po	

po：経口投与，iv：静脈内注射，csi：持続皮下注射，civ：持続静脈注射
*漸増法で鎮痛効果を確認し，除痛に必要な量を維持量とする．
#適宜，血中濃度測定を行い，中毒域に達していないことを確認する．不整脈に対する投与と同じ．
注：いずれにもがん疼痛では保険適用はない．
a：末梢性神経障害性疼痛で保険適用があるもの．
b：a を除く何らかの疼痛に保険適用があるもの．
c：社会保険診療報酬支払い基金審査情報提供事例に疼痛に関する収載があるもの．
d：海外のガイドラインに収載されているもの．
e：日本緩和医療学会 がん疼痛の薬物療法に関するガイドライン（2014年）に記載があるもの．

127

I 痛み

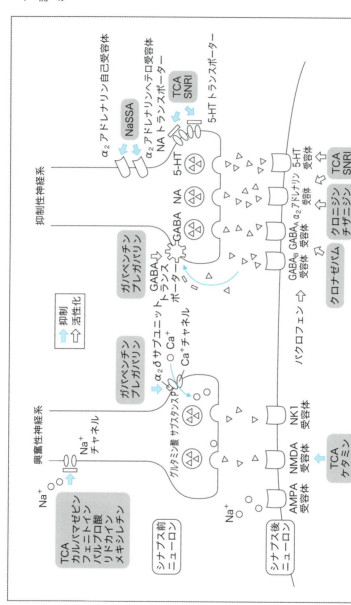

図2 **各種鎮痛補助薬の薬理作用機序**
TCA：三環系抗うつ薬，SNRI：セロトニン・ノルアドレナリン再取り込み阻害薬，NaSSA：ノルアドレナリン作動性・特異的セロトニン作動性抗うつ薬，GABA：γ-アミノ酪酸，NMDA：N-メチル-D-アスパラギン酸
〔有賀悦子：神経障害性がん疼痛の薬物治療―オピオイドと鎮痛補助薬の使い方―．Pharma Medica **30**（12）：105-112, 2012 より許諾を得て転載〕

表5 保険適用や審査情報とエビデンス

1. 末梢性神経障害性疼痛で保険適用があるもの
   - プレガバリン，アミトリプチリン（2016年〜）：末梢性神経障害性疼痛
   - カルバマゼピン：三叉神経痛
2. 社会保険診療報酬支払基金 審査情報提供事例＊
   〔保険適用拡大には至っていないが，使用事例を保険審査上認められている（査定されない）もの〕
   - カルバマゼピン：神経因性疼痛，各種神経原性疼痛，がん性疼痛
   - インドメタシン坐剤：がん疼痛
   - アミトリプチリン：慢性疼痛におけるうつ病・うつ状態
   - イミプラミン：慢性疼痛におけるうつ病・うつ状態，末梢性神経障害性疼痛
   - リドカイン注：難治性疼痛治療
3. 欧米の学会のガイドラインが鎮痛補助薬のうち第一選択として推奨し，その使用条件を記載しているもの
   - ESMO（欧州臨床腫瘍学会）2012年：副作用モニタリングの上，三環系抗うつ薬，抗けいれん薬から選択し，少量から投与
   - EAPC（欧州緩和ケア学会）2012年：オピオイドの効果が部分的でしかない場合，副作用に注意の上，アミトリプチリン，ガバペンチン
   - NCCN（national comprehensive cancer network）2012年：抗うつ薬または抗けいれん薬を少量から開始し，副作用に留意し増量すること

＊http://www.ssk.or.jp/shinryohoshu/teikyojirei/yakuzai/index.html ［2018-5-23参照］

ノルアドレナリン（NA）やセロトニン（5-HT）の再取り込みを阻害することでシナプスでのモノアミンを増加させることでも抑制系は賦活化される．NaSSAはNAの放出を増加させる．

2 鎮痛補助薬の選択方法

a 抗けいれん薬

1) ガバペンチン（ガバペン®）・プレガバリン（リリカ®）

α2δリガンドであり，電位依存性Ca⁺チャネルを調整して興奮性神経伝達物質の放出を抑制し，高頻度の脱分極，活動電位を選択的に抑制する．しかし，α2δリガンドは通常の神経細胞には認められず，神経絞扼等の強い障害下で発現する．多くの実験はラットの神経結紮をベースにしており，これが臨床的神経障害性疼痛時の病態モデルとして等しい状態であるかは，議論の余地がある．脊髄圧迫骨折やヘルペス後神経痛などの明らかな神経障害性に起因する疼痛は除き，あいまいな神経障害を疑ったような疼痛で必ずし

も高い効果が期待できるわけではないことを念頭に置き，患者説明を行うこと．効果がないときは中止や他薬への変更を選択肢に入れておくことに留意する．

つまり，プレガバリンは末梢神経障害に保険適用が通っているが，漫然とした投与は行わず，評価を繰り返すことが重要である．精神活動に対しては，スタビライザー（興奮を鎮めるなど）作用をもつが，急な中止で精神症状を呈する可能性を含む．未変化体の腎排泄のため，Cre上昇患者には減量が必要である．

なお，ガバペンチンとプレガバリンの薬理作用はほぼ同じであるが，プレガバリンはガバペンチンに比較して，線形性に血中濃度が上昇する．プレガバリンは増量分，血中濃度も比例して上昇するが，ガバペンチンは増量しても血中濃度は頭打ちになって上昇しない．

ガバペンチンはけいれんに，プレガバリンは末梢神経障害に保険適用がある．

副作用としてはいずれも，傾眠，ふらつき，めまいが報告されている．プレガバリンにのみ血糖上昇作用も報告されている．

2) カルバマゼピン（テグレトール®）・バルプロ酸Na（デパケン®）

Na^+チャネルを遮断して過興奮状態のAδやC線維の自然発火を抑制する．カルバマゼピンは薬物相互作用が多く，白血球（好中球）減少症を招く場合があるため，抗がん治療中の患者には注意を要する．傾眠，肝機能障害の副作用がある．

3) クロナゼパム（リボトリール®，ランドセン®）

興奮を鎮める$GABA_A$受容体作動薬．ベンゾジアゼピン作用ももつ．眠剤を服用している場合は，本薬剤を代替薬としてもよい．眠気，肝機能障害，腎機能障害下での傾眠増強などの副作用がある．

4) バクロフェン（ギャバロン®）

興奮を鎮める$GABA_B$受容体作動薬である．副作用として消化器症状がある．筆者は，体動に伴う椎体骨の圧迫骨折による突出痛7例中6例に有効であった経験をもつが，患者ごとに反応は異なるため，十分な観察と評価が重要である．

表6 抗うつ薬のおもな副作用

抗コリン・ムスカリン作用		口渇,便秘,尿閉,緑内障誘発など
抗α₁アドレナリン作用		低血圧,めまい,頻脈
抗ヒスタミン作用	H₁	倦怠感,眠気
	H₂	せん妄

b 抗うつ薬

下行性抑制系においてノルアドレナリン(NA)(どちらかというと鎮痛に関与),セロトニン(5-HT)(どちらかというと情動に関与)をシナプス間に増加させ,抑制系を賦活化(鎮まろうとする力を高めること)することで鎮痛する.

抗うつ薬に共通するおもな副作用を作用別にまとめた(表6).それぞれの作用の割合は各薬剤間で異なるため出現頻度は異なるが,整理しやすい.

なお,これらの副作用を減少させるためにNA,5-HT再取り込み阻害の選択性を高めたものが選択的セロトニン再取り込み阻害薬(selective serotonin reuptake inhibitor:SSRI),セロトニン・ノルアドレナリン再取り込み阻害薬(serotonin noradrenaline reuptake inhibitor:SNRI)である.

1) 三環系抗うつ薬(TCA)

三環系抗うつ薬は,抑制系に対するNAと5-HTの再取り込み阻害作用と刺激伝導系(痛みを伝える経路)のNa⁺チャネルの発現を抑える作用により薬効を発揮する.アミトリプチリン,イミプラミンなどは,ノルアドレナリンとセロトニンの阻害バランスがよいとする報告も認められる.

副作用の出現頻度は高く,特に高齢者ではせん妄などに注意が必要である.悪性症候群,セロトニン症候群(イライラ,振戦,こわばり,発熱,頻脈,せん妄),QT延長(p.71「Ⅰ-5 オピオイド各論」memo参照),錘体外路症状,抗コリン作用にも注意する.

2) SSRI,SNRI

TCAのもつ再取込み阻害の選択性を高めた薬剤.TCAに比較して副作用の出現が少ない.

a）ミルナシプラン（トレドミン®）

国内ではうつ病に保険適用があるが，海外では線維筋痛症に用いられている．CYP に関係しないため相互作用は受けにくいが，尿閉，悪心，便秘に注意する．

b）デュロキセチン（サインバルタ®）

線維筋痛症，糖尿病性末梢神経障害，慢性腰痛症に保険適用がある．化学療法の末梢神経障害におけるプラセボに比較した鎮痛効果の研究[4〜6]があり，めまい，睡眠障害，排尿障害の副作用が報告されている．CYP2D6 を競合的に阻害するため，コデインリン酸塩はモルヒネへの変換が遅延するため効果が減弱する可能性がある．そのほか悪心や便秘，腎機能障害 Cre 上昇患者への投与には注意が必要である．

c 抗不整脈薬

1）メキシレチン（メキシチール®）・リドカイン（キシロカイン®）

Na^+ チャネル阻害薬．メキシレチンは，糖尿病性末梢神経障害に対し用いられたり，エビデンスは弱いががん神経障害に臨床経験的に用いられていた経緯がある．一方，リドカイン注射薬は，難治性疼痛に対する社会保険診療報酬支払基金 審査情報提供事例にあげられている．内服困難となった患者への鎮痛補助薬として検討すべき薬剤の一つである．消化器症状，過敏症，頻拍などの副作用に注意．なおリドカインは血中濃度が測定可能である．

d *N*-methyl-D-aspartate（NMDA）受容体拮抗薬

興奮系アミノ酸受容体の一つである．代表的な NMDA 受容体拮抗薬であるケタミンは全身麻酔薬であるが，肝代謝により強い鎮痛効果をもつノルケタミンに変化することを利用し，鎮痛薬としても用いられる．ケタミンの血中半減期は 3 時間，代謝産物のノルケタミンの血中半減期は 12 時間のため，反復投与では次第にノルケタミンの血中濃度が高まっていく．皮下・静注で，50 mg/ 日から開始し，疼痛の軽快があれば，50 mg/ 日ずつの増量とする．維持量は効果を認めた量またはいったん 200 mg/ 日とし，繰り返して評価する．

e α₂アドレナリン作動薬
1）クロニジン（カタプレス®）

p.124のとおり，脊髄後角で末梢から入ってくる刺激により興奮性神経痛の終末でサブスタンスPなどの侵害受容性神経伝達物質の遊離を抑制する一方，抑制性神経系の中枢側ノルアドレナリンを刺激し，鎮痛効果をあげると考えられている．副作用に低血圧がある．

症例Aさん　その14

Cre 0.85と問題ないことを確認したことで，以下のような処方とした．
① オキシコンチン®（40 mg）2錠，分2（8時，20時）
　　レスキュー薬として
　　　　オキノーム®（10 mg）1包/回，追加可
　　　　　　　　　　　　1時間あければ4回まで可
② セレコックス®　（200 mg）2錠，分2，朝夕
③ スインプロイク®（0.2 mg）1錠，分1
④ リリカ®　　　　（75 mg）1カプセル，分1，夕

痛みは若干の改善という程度であったが，日中の眠気がなく，夜間も含めふらつきが出ていないことが確認できた．開始後3日目に

　リリカ®（75 mg）　　　　2カプセル，分2，朝夕

日中の眠気が軽度認められたが，痛みが緩和されてきたという感覚が患者にあり，話し合いの結果以下のように増量を行った．

　リリカ®（75 mg）　　　　3カプセル，分2，朝1カプセル，夕2
　　　　　　　　　　　　　カプセル

問題を生じなかったため，

　リリカ®（75 mg）　　　　1カプセル，分1，朝
　リリカ®（150 mg）　　　 1カプセル，分1，夕

これによって痛みは，肛門周囲痛：NRS 4〜6/10 → 2/10，下肢の疼痛：NRS 5/10 → 1〜2/10となった．

2) チザニジン(テルネリン®)

クロニジン誘導体.機序はクロニジンと同様.

文 献

1) Bennett MI, et al：Prevalence and aetiology of neuropathic pain in cancer patients: a systematic review. Pain **153**：359-365, 2012
2) 有賀悦子：神経障害性がん疼痛の薬物治療—オピオイドと鎮痛補助薬の使い方—. Pharma Medica **30**：105-112, 2012
3) Lussier D, et al：Adjuvant analgesics in pain management. In：Oxford Textbook of Palliative Medicine, 4th ed, Hanks GC, et al（eds），Oxford University Press, New York, p706-734, 2010
4) Lunn MP, et al：Duloxetine for treating painful neuropathy or chronic pain. Cochrane Database Syst Rev Oct 7;（4）:CD007115. doi: 10.1002/14651858. CD007115.pub2, 2009
5) Yang YH, et al：Duloxetine improves oxaliplatin-induced neuropathy in patients with colorectal cancer: an open-label pilot study. Support Care Cancer **20**：1491-1497, 2012
6) Smith EM, et al：Effect of duloxetine on pain, function, and quality of life among patients with chemotherapy-induced painful peripheral neuropathy: a randomized clinical trial. JAMA **309**：1359-1367, 2013

I 痛み

SECTION 10 痛みとその周辺症状の管理が複雑な場合〜応用編〜

さまざまな場面での対処方法の例

1 オピオイドを投与していて，眠気と痛みが両方ある場合

はじめに眠気の鑑別診断（p.158「Ⅱ-1 眠気」参照）を行い，その上で，オピオイドが原因と考えられるときは対処していく（図1）．

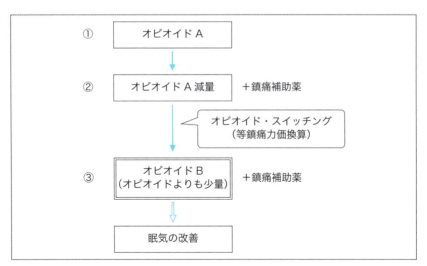

図1 オピオイドが原因の眠気への対処方法
オピオイドの投与量はスイッチングにより減っているが，①〜③はすべて等鎮痛力価であることに注目されたい．

135

まず，オピオイド単剤から鎮痛補助薬の併用へと切り替え，オピオイド量を減らす．次にオピオイドの種類を変更する（オピオイド・スイッチング）．このとき等鎮痛力価となる換算表（p.95，99「I-7 オピオイドを痛みに対応させる」図3，表1）を用い，新たなものに切り替えるが，種類が変わることで感度が良好となり結果的に減量できるようになることも少なからずあるので，眠気の改善を試みる．

2 オピオイドを増量しても眠いだけの場合

症例Bさん その1

[眠気が強く，痛みが残存している症例]
　75歳，女性．肺がん，骨転移（腰椎2，3番）．腰痛と下肢痛を訴え，オキシコドン徐放剤を開始したが疼痛が続いており，1日80 mgまで増量したもののNRS 6/10とまだ強い．一方，日中の眠気が強いがどのようにしていけばよいだろうか．

a 検討し対処していくべきこと

① オピオイドが効きにくい種類の痛み（神経障害性疼痛など）にオピオイドの増量だけで対処していないか：痛みの再評価（どこが，どのように，どのくらい痛いのか．労作との関係，画像上その痛みの原因が認められるか）を行い，必要ならNSAIDsや鎮痛補助薬を併用していく．

② 訴えている痛みの原因が身体的なもの以外〔孤独，寂しさ，医療者の無関心や敬遠（訴えが多いから足を運ばないなど），せん妄，認知症〕の場合にもオピオイドで対処し，必要以上のオピオイドを投与していないか：ケミカル・コーピングとしてp.149を参照のこと．

③ オピオイド以外の理由による眠気がベースにあり，オピオイドの増量をしようとしてもベースの眠気とオピオイドの増量による眠気が相まって，必要量まで増量できない状態：眠気の鑑別診断としてp.158「Ⅱ-1 眠気」を参照のこと．

症例Bさん　その2

　検討の結果，腰部から左右の大腿部外側痛を認め，特に，臥位⇄座位時に突出的な痛みが腰部に走り，歩行によって大腿部の疼痛が増悪していた．また，オピオイドにNSAIDs，鎮痛補助薬が併用されていなかった．腰椎2，3番の骨転移からの神経障害性疼痛が強く疑われ，オピオイドが効きにくい痛みが残ってしまっていると考えられる．
　採血結果はCre 1.8，Ccr 48，Alb 2.8，Ca 10.0，肝酵素正常範囲であった．Ca値は（4-Alb）+血清Ca値=補正Ca値の計算式によりアルブミン補正を行い，（4-2.8）+10.0=11.2（Ca正常値の上限は10.5）となり高Ca血症を認めた．
　高Ca血症が現在の眠気のすべてというわけではないが，原因の一つとして対処していく．

　まず，NSAIDsまたはアセトアミノフェンを使い腰部と大腿部の骨痛を緩和する．次に，オピオイド以外の眠気の原因を評価し，それに合った治療を行ったうえで，残存する疼痛と眠気に対し，オピオイド・スイッチングや鎮痛補助薬の必要度を観察する．

症例Bさん　その3

　まず，アセトアミノフェン2.4 mg/日とゾレドロン酸（ゾメタ®）3.3 mgを投与した．なお，ゾレドロン酸は，クレアチニン・クリアランス（Ccr）の値によっては減量が必要である（表1）．

表1　腎機能の低下に応じたゾレドロン酸投与量の調整

Ccr値	推奨用量
>60 mL/分	4 mg
50〜60 mL/分	3.5 mg
40〜49 mL/分	3.3 mg
30〜39 mL/分	3.0 mg

I 痛み

b 注意したいこと：多剤併用開始によるオピオイドの相対的過量が原因の眠気の悪化

オピオイド単剤での疼痛治療中にNSAIDs，鎮痛補助薬，ステロイド，非薬物治療（放射線治療など）の併用を開始したことにより，痛みが軽減すると，オピオイドが相対的に過量となり，眠気が強くなる可能性があるので注意する．オピオイドの減量指示も合わせて出すことを念頭に置いておく．

経口の鎮痛補助薬は効果出現までに1～2週間かかるため，多くは併用開始直後の眠気は経口の鎮痛補助薬の副作用が先に出る．しかし著効した場合や，比較的早く効果が得られるケタミンやリドカインの静注または皮下注の場合には，鎮痛補助薬の副作用による眠気ではなく，併用により神経障害性疼痛が緩和されたことにより，オピオイドが相対的に多い状態となってしまった結果の眠気のため，併用薬のほうの副作用と考えて慌てて中止しないようにする．

まずはオピオイドの減量を行う．ケタミン併用開始時に特に注意する（図2）．

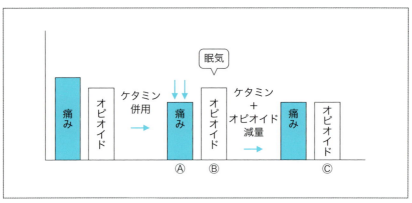

図2　オピオイド＋ケタミンで眠気が出たときの対処法
ケタミン併用を開始したところ，Ⓐのように痛みが減少し，オピオイドの量は変えていないにもかかわらずⒷはⒶに比較して多い量となってしまい，眠気が発生した．そこで，ケタミンではなくオピオイドを減量したところ（Ⓒ），鎮痛も得られ，眠気もない状態となった．

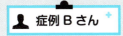

その4

　アセトアミノフェンとゾレドロン酸の投与により痛みはNRS 2〜3/10となったが，臥位から座位へ移る際の突出痛と，歩行時の大腿部外側痛は残った．眠気は改善した．
　鎮痛時補助薬として，デュロキセチン（20 mg）1カプセル 分1を併用開始した．
　眠気の変化はなかったが，1週間後，突出痛の頻度と大腿部外側痛ともに軽快を認めたため，オキシコドン徐放剤を80 mgから60 mgに減量した．眠気もさらに改善したため，オピオイド・スイッチングは行わないこととした．

　高Ca血症による眠気の改善を試みたあと，鎮痛補助薬の併用によりオピオイドでの治療が可能となり，鎮痛と眠気双方の改善を図ることができた症例であった．

症例Cさん

[頻回にレスキュー薬を要していたが，非薬物的対処を行った症例]
　80歳，男性．前立腺がん，多発骨転移．特に，仙腸関節への転移が原因の右大腿部背側の疼痛が1日に何度か目立った．付き添いの家族が夕方帰宅すると，痛みを訴える患者からのナースコールが頻回となり，看護師もその都度レスキュー薬を渡していた．寝る前にはほぼ毎日内服しており，中途覚醒時も痛みが強いと訴え，夜間トイレに立つこともあった．夕方から朝まで10回程度レスキュー薬を服用する日もあり，結果，翌朝の傾眠が目立つようになった．
　身体的な痛みは明らかに存在している．除痛をレスキュー薬のみで対処していたことが傾眠の原因と考えられたため，以下のような非薬物的治療プランを立て実行した．

I 痛み

> ・ベッドマットの検討・変更
> ・仙腸関節および骨転移に対する放射線治療のコンサルテーション
> ・夜間頻尿について,対処ができることがあるか泌尿器科医と相談
> ・歩行補助具の検討・導入
>
> その上で,夜間のオピオイド定時薬の量の再検討および就寝前・中途覚醒時の疼痛の評価を行ったところ,患者は「痛みの程度はよくわからないけれど,レスキュー薬を内服すると眠れるので」と訴えた.レスキュー薬を睡眠薬代わりにしていることがわかったので,眠剤を検討した.ただし,夜間排尿との兼ね合いがあるので効果持続時間を念頭に選択する必要がある.

この結果,夜間の睡眠が改善され,レスキュー薬の回数も減少したことにより,日中の眠気が改善した.

3 オピオイドを増量すると悪心が強くなるとき

a 悪心の鑑別診断(p.161「II-2 悪心・嘔吐」参照).

まずオピオイド投与開始後何日目かを確認し,1週間以内なら,D_2受容体拮抗薬,H_1受容体拮抗薬の投与の有無も確認する.その問題がなければ病態として,「オピオイドの抗コリン作用による胃など上部消化管の蠕動抑制による悪心」を生じ,さらに「便秘」を合併すると悪心が出現しやすくなる.

b 制吐薬の選択の考え方

オピオイド投与開始後1週間以内の場合は血糖値に注意しながらD_2およびH_1受容体拮抗作用をもつMARTAなどの抗精神病薬を,1週間を超えている場合は胃や小腸の蠕動亢進を目的としてメトクロプラミドを選択する.

c 便秘の評価と治療強化

腹部単純X線で便の量や溜まっている部位を診断し,下剤投与を強化する(p.164『II-2 悪心・嘔吐「オピオイド導入後1週間以降―まず便秘の評価」』参照).

memo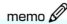

制吐薬

　古い抗精神病薬は，新しいものに比較して抗コリン作用が強い．したがってプロクロルペラジン（ノバミン®）より，MARTA（多元受容体作用抗精神病薬）であるオランザピンやクエチアピンなどのほうが胃蠕動は維持しやすい．

　メトクロプラミド（プリンペラン®）は上部消化管の蠕動亢進作用がある一方で，中枢のD_2受容体拮抗作用は抗精神病薬より弱いため，オピオイド開始後1週間以内のD_2刺激性嘔吐症への効果は不十分なこともある．

症例Dさん

[悪心のためモルヒネ増量を希望しない症例]

　80歳，女性．乳がん．モルヒネ徐放剤を開始して1ヵ月になる患者．排便は週2回程度で，腹満感はないと言っている．痛みが強くなったため，定時薬を30％増量したところ，悪心が出てきたから増やしたくないと訴えた．頓用でメトクロプラミドを内服すると少しは楽になるという．

　看護師の解釈モデルは，「お腹が張っているとおっしゃいませんから，モルヒネという名前が嫌で内服したくないのかもしれません」

> 「オピオイド投与患者の便秘に，腹満感の訴えはない」と考えておく．がん性腹膜炎症状を抑えるオピオイドは，便秘程度の腹満感は消してしまう．腹満感がないから便秘ではない，と決めつけないこと．

　腹部単純X線写真で，大腸の脾湾曲部に多量の便が溜まっているのが確認された．排便コントロールの強化と制吐薬により症状は軽快し，モルヒネを増量したままで患者の了解が得られ，オピオイドは継続投与が可能となった．

I 痛み

患者はモルヒネが嫌だったのではなく，便秘による悪心があるため増量をしたくなかったのだということがわかった症例であった.

4 抗がん薬治療などに伴う悪心・嘔吐により内服が困難となったとき

内服困難となる原因としては，薬物療法の副作用のような一時的ものから，衰弱や進行がんによる腸閉塞のような不可逆的なものまである．いずれの場合であったとしても，非経口的な投与経路へ変更を行っていく.

症例Eさん その1

[経口オキシコドン→フェンタニル貼付剤への変更]

45歳，男性．大腸がん．オキシコドン徐放剤（40 mg）2錠 分2内服していたが，抗がん薬投与によって悪心および時々嘔吐を認めるようになったため，貼付剤に変更することにした（表2）.

表2 悪心・嘔吐の出現により，貼付剤に変更する場合

	時刻	X+4日	X+42日	X+43日	X+44日	X+45日			X+47日
定時薬	8	O20 mg	O30 mg	O40 mg	O40 mg	O40 mg			
	20	O20 mg	O30 mg	O40 mg	O40 mg	O40 mg	F4mg	F4mg	F4mg
レスキュー薬			オキノーム® 10時 10mg 19時 10mg	オキノーム® 8時 15mg	オキノーム® 7時 15mg 18時 15mg	①フェンタニル口腔粘膜吸収剤* ②呼吸困難に対処するためのモルヒネ ③今まで使っていた使用感のあるオキノーム®			

O：オキシコンチン，F：フェントス
ポイント：12時間は前オピオイドとフェンタニル貼付剤を併用する．
＊：レスキュー薬として①②③のいずれかを選択する．

10 痛みとその周辺症状の管理が複雑な場合〜応用編〜

[表1の指示例]
- X+45日　20時に，フェントス®4mg貼付すると同時にオキシコンチン®40mg内服．
- X+46日　8時オキシコンチン®中止．20時フェントス®（4mg）1枚貼付．疼痛時，レスキュー薬としてオキノーム®15mg/回．呼吸数10回/分以上であれば，X+46日に限り，1時間空ければ回数に制限なし（それ以降のレスキュー薬の投与方法は指示待ち）．

レスキュー薬は，内服可能ならオキノーム®やオプソ®でもよい．嘔吐のリスクがあれば，フェンタニルバッカル錠（イーフェン®）やフェンタニル舌下錠（アブストラル®）を用いる．

症例Eさん　その2

抗がん薬による悪心・嘔吐のため，オピオイドを経口から貼付剤に変更していたが，抗がん薬の休薬期間中に症状が落ち着き，内服が可能となった．しばらく抗がん薬は休薬となったため，再度経口オピオイドに戻すこととなった（表3）．

表3　悪心・嘔吐が軽快し，経口薬に戻す場合

	時刻	X+42日	X+43日	X+44日	X+45日		X+47日	X+52日	X+53日	X+54日
定時薬	8	O30mg	O40mg	O40mg	O40mg					O40mg
	20	O30mg	O40mg	O40mg	O40mg	F4mg	F4mg	F4mg	F4mg	剥がす	O40mg
レスキュー薬		オキノーム®10時 10mg 19時 10mg	オキノーム®8時 15mg	オキノーム®7時 15mg	①フェンタニル口腔粘膜吸収剤* ②呼吸困難に対処するためのモルヒネ ③今まで使っていた使用感のあるオキノーム®				オキノーム®15mg		

O：オキシコチン，F：フェントス
ポイント：フェンタニルは脂溶性で半減期が長く，個人差が大きい．
　　　　　血中濃度低下に17時間程度かかるとみておく．
＊：レスキュー薬として①②③のいずれかを選択する．

- 痛みがコントロールされていれば，貼付剤を剥がしたあと，内服薬の時間は12時間程度空け，レスキュー対応とする．
- 痛みのコントロール不良であれば，剥がした時間と内服薬を再開する時間の間隔を12時間以内に設定する．

Ⅰ 痛み

[表2の指示例①]
痛みが増強する可能性があり，貼付剤を剥がしてから経口再開までの間隔を，Tmax超過後6時間程度とする場合
X＋53日　14時に，フェントス®4 mgを剥がす．
　　　　　20時より，オキシコンチン®（40 mg）2錠，分2（8時，20時）．
　　　　　疼痛時のレスキュー薬としてオキノーム®15 mg/回．
　　　　　呼吸数10回/分以上であれば，X＋54日までは1時間空ければ回数に制限なし．

[表2の指示例②]
痛みが落ち着いており，貼付剤を剥がしてから12時間後より経口薬に戻す場合
X＋53日　20時に，フェントス®40 mg剥がす．
X＋54日　8時より，オキシコンチン®（40 mg）2錠，分2（8時，20時）
　　　　　疼痛時のレスキュー薬としてオキノーム®15 mg/回．
　　　　　呼吸数10回/分以上であれば，X＋54日までは1時間空ければ回数に制限なし．

　内服が可能となったら漫然と貼付剤の投与を続けず，経口投与に切り替えることでオピオイドへの感度を維持していくことができる（p.103『Ⅰ-7 オピオイドを痛みに対応させる「オピオイド・スイッチング」』参照）．

症例Fさん

60歳，男性．咽頭がん．オキシコドン徐放錠（例：オキシコンチン®）（20 mg）2錠，分2，レスキュー薬として速放散剤（オキノーム®）を5 mg/回内服していたが，悪心のため内服できなくなったので

・フェンタニル貼付剤24時間タイプ（例：フェントス®）（2 mg）1枚
・レスキュー薬として，フェンタニル口腔錠（例：アブストラル®）100 μg

にスイッチした．

　その後，表4のようにレスキュー薬のタイトレーションを行った．

表4 オピオイド・スイッチング後のレスキュー薬のタイトレーション

	時刻	X日	X+1日	X+2日
定時	8	O20mg	O中止	
	20	O20mg　F2mg	F2mg	F2mg
レスキュー			①アブストラル®（100μg） 12時　100μg+100μg 14時　100μg+100μg 19時　100μg+100μg	アブストラル® （100μg） 10時　200μg

O：オキシコドン，F：フェントス
①が4回に達したら，オキノーム®5mg/回も投与できる指示を出す．

　切り替え2日間は複数回レスキュー薬が必要であったが，24時間型貼付剤では同一投与量の反復投与で5日間までゆっくりと血中濃度は上昇を続け，定常となる．したがってX＋1日の時点でフェントス®2mgが少なすぎると焦って判断せず，レスキュー薬を使いながら定時薬の血中濃度が安定するのを見極めることが大切である．

5 end-of-life で衰弱し，経口内服が困難となった場合

end-of-life の患者では，筋力低下によって嚥下が困難となるため皮下注あるいは静注への投与経路変更を行う．

ここで，I 章から追ってきた A さんの症例に戻ろう．

> **症例 A さん** その15
>
> リリカ®併用後，経口オキシコドン徐放剤（40 mg）4 錠　分 2 まで増量し，除痛できていた．しかし，内服困難となり，フェンタニル貼付剤（デュロテップ® 16.8 mg）1 枚にて在宅療養していた．在宅訪問看護が入り，月，水，金で貼り換えを実施していたが，レスキューも含め，皮下注での管理に変更したい．
>
> ① フェンタニル注へ変更する場合
>   p.99「I-7 オピオイドを痛みに対応させる」表 1 より，デュロテップ® 2.1 mg はフェンタニル 0.3 mg に相当するため，
>   デュロテップ®　16.8 mg
>   ＝フェンタニル注　2.4 mg
>   ＝フェンタニル注（0.1 mg/2 mL）24A＝48 mL
>   つまり，原液で 2 mL/ 時という多量の原液オピオイドとなる．
>
> ② モルヒネ注へ変更する場合
>   デュロテップ 2.1 mg は経口 30 mg に相当するため，
>   デュロテップ®　16.8 mg
>   ＝経口モルヒネ　240 mg＝皮下注モルヒネ 80〜120 mg
>   ＝モルヒネ注　（10 mg/1 mL）8〜12A＝8〜12 mL
>   つまり，原液で 0.35〜0.5 mL/ 時となる．
> 〈例〉
>
> ・テルモ　小型シリンジポンプ　TE-361®
>   （p.117「I-8 在宅でもできる持続皮下注・静注方法」図 1 参照）
> ・プレペノン®（モルヒネ　プレフィールドタイプ　100 mg/10 mL）
>   （図 3）1 本をセットし，24 時間持続皮下注　0.5mL/ 時
>   ＊疼痛時，1 時間量 / 回早送り　ロックアウトタイム 0.3 時間（20 分）．

10 痛みとその周辺症状の管理が複雑な場合〜応用編〜

③ **オキシコドン注（オキファスト®）へ変更する場合**
 デュロテップ®　　16.8 mg
 ＝経口オキシコドン 160 mg
 ＝皮下注としてオキファスト®　160×3/4 mg＝120 mg
 ＝オキファスト®（10 mg/1 mL）12A＝12 mL
 つまり，原液で　0.5 mL/ 時となる．

〈例〉

- ニプロ シュアフューザー®A PCAセット 50 mL 0.5 mL/ 時
* ボーラス 0.5 mL，ロックアウトタイム 15 分（その他，30 分もある）
- オキファスト®　50A（p.117「Ⅰ-8 在宅でもできる持続皮下注・静注方法」図 2 参照）＝50 mL　原液でポンプに充填，24 時間持続皮下注　0.5 mL/ 時
* 一度もレスキューを使用しなかった場合，4 日間（50 mL÷0.5 mL/ 時＝100 時間）もつ．

なお，もし入院下で，50 mL シリンジポンプを使用した静注投与に変更する場合は以下のようになる．
① フェンタニル注（0.1 mg/2 mL）24A＝48 mL
 原液で　2 mL/ 時
② モルヒネ注（10 mg/1 mL）8〜12A ≒ 10A として　10 mL
 これを 40 mL の生食に希釈（10 mL＋40 mL＝50 mL）し，2 mL/ 時で 24 時間持続静注
③ オキファスト®（10 mg/1 mL）12A＝12 mL
 これを 38 mL の生食に希釈（12 mL＋38 mL＝50 mL）し，2 mL/ 時で 24 時間持続静注

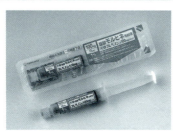

図 3　プレペノン®

6 検査・治療時の痛みの悪化への対処

放射線治療や検査の際，かたい台の上に一定時間同じ体位をとり続けなければならないようなときは，以下のように対処する．

a 薬物的対処法

患者にレスキュー薬を検査室に持参してもらい，痛みに耐えられないようならその場で内服させる．あらかじめ痛みを伴うことが予想されるときは，検査の10～30分前に予防的に投与してもよい．なお，入院患者が検査中にレスキュー薬を服用したときは，時間，量を病棟に申し送ること．

b 非薬物的対処法

痛みを生じにくい体位の工夫，音楽を流すなどによるリラックスできる環境づくり，保護用品やクッションの使用などが考えられる．なお，保護用品などは治療・検査中にずれが生じると結果に影響することもあるため，患者および治療・検査技士と十分話し合うこと．

7 在宅療養中の患者における対応例

a 在宅療養中，患者が定時薬を切らしてしまった場合

在宅療法中に，患者から「定時薬（オピオイド徐放剤）が手元になくなってしまった」と電話がかかってくることがある．このような場合，オピオイドの血中濃度を維持するためレスキュー薬で代用し，一時的に対処する．

まず患者に，レスキュー薬が今どの程度手元にあるか尋ね，これを定時薬の1日量と同量になるよう計算する．次に，このレスキュー薬の1日量を，分4～6になるよう計算し1回量を指示する．

なお，手元になくなった理由が紛失・盗難であった場合は，あとで病院または麻薬小売業者に届出をすることも併せて指導する．

> 💊 **処方例**
> オキシコドン徐放剤（10 mg）2 錠，分 2（8 時，20 時）を内服していた在宅療養中の患者から，旅行に定時薬をもって来るのを忘れたとの連絡があった．なお，レスキュー薬として処方してあったオキシコドン速放散剤（5 mg）は手元にあるという．
>
> オキシコドン徐放剤の 1 日量：10 mg×2 錠＝20 mg
> これをオキシコドン速放散剤で代用するよう換算すると，1 日量はオキシコドン速放散剤（5 mg）×4 包＝20 mg となる．1 日 4 回服用とし，服用時刻は 6 時，12 時，18 時，22 時（就寝前）とするよう指導した．

b 在宅療養中の患者が認知症である場合

アドヒアランスの維持が困難な認知症の患者の場合は，訪問看護師による投薬が中心となる．したがって，看護師の 1 週間の訪問日数を考慮し，作用持続時間の観点から薬剤を選択していく．

> 💊 **処方例**
> 在宅療養中の認知症患者に，週 3 回（月・水・金）訪問看護が入る場合，
> フェンタニル貼付剤 72 時間型（2.1 mg）1 枚/回
> 月・水・金の看護師訪問時に張り替える．

患者本人による貼り替えは不可能のため，24 時間型ではなく 72 時間型を用いる．早めの貼り替え（看護師訪問時：48 時間ごと）による血中濃度の上昇は，問題になるほどではない．

ケミカル・コーピング

1 ケミカル・コーピングとは

ケミカル・コーピングの世界共通の定義はないが，海外の文献においては以下のように記載されている[1~3]．

"ケミカル・コーピングとは，痛みに対し「いかなるときも依存的ではないオピオイドの使用状態」と「依存」との間にあるオピオイドの服用状態を指し，その多くの患者は，精神的または実存的な苦悩を乗り越えるために，オピオイド鎮痛薬を用いていると思われる[1,2]."

"がん患者が，薬物依存とそうではない状態の間のあるレンジで，さまざまなストレス（がんや死を意識，イライラ，不安など）を乗り越えるためにオピオイドを使用している状態[3]."

明らかな依存状態を黒，身体的疼痛に投与している状態を白とすると，ケミカル・コーピングとは「グレーな状態」と表現できる．

2 頻度

米国において，診療録を後方視的・多角的にみてケミカル・コーピングと診断された患者は18％，診療録にケミカル・コーピングであることが記録されていた患者は4％であったという報告[4]がある．潜在的頻度は高く，見落とされやすいと思われる．

3 関連因子

米国人を対象とした関連因子を表5[4]，図4[4]に示した．表6[5]はエキスパートによる同意形成を得た項目の列挙である．なお，アルコール依存リスクのスクリーニングであるCAGEテスト（図5)[6]の陽性者はケミカル・

表5 ケミカル・コーピングと関連がある因子

弱い関連性があるもの	強い関連性があるもの
・若年者 ・未婚 ・PSが良い	・精神疾患の既往歴 ・薬物・アルコールの依存歴 ・CAGEテスト（図5）陽性 ・ESAS（疼痛，Well-being，症状の総点数)

PS：パフォーマンスステータス，ESAS：エドモントン症状評価システム
（Kwon JH, et al：Frequency, Predictors, and Medical Record Documentation of Chemical Coping Among Advanced Cancer Patients. Oncologist 20：692-697, 2015 より引用）

コーピングになりやすいという結果の一方で，関連する症状は痛み，呼吸困難，不眠，満足感であったという報告もあった．

一方，国内でケミカル・コーピングが疑われるようなケースとしては，①孤独感（例：夜になると寂しい）の解消のため，看護師にかまってもらうことを目的に頻繁に痛みを訴える，②せん妄や認知症のため語彙が極端に少なくなり，なんでも「痛い」と表現してしまう，③不安感や不眠への抗不安

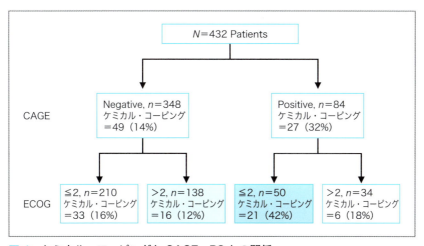

図4 ケミカル・コーピングと CAGE，PS との関係
米国ではケミカル・コーピングは，CAGE 陽性，PS が2以上と良好な患者に多い．
（Kwon JH, et al：Frequency, Predictors, and Medical Record Documentation of Chemical Coping Among Advanced Cancer Patients. Oncologist 20：692-697, 2015 より引用）

表6 ケミカル・コーピング状態にある患者の傾向

- 薬剤はオピオイドである（92%）
- 不適切なもしくは過剰な用い方で，感情的なストレスを乗り越えようとオピオイドを使うこと（93%）
- 精神的問題（うつなど）（86%）
- 薬物依存歴がある（86%）
- CAGE テスト陽性（79%）
- アルコール依存歴がある（79%）
- タバコ歴がある（71%）

19人のエキスパートによるデルファイ2ラウンドコンセンサス
（Kwon JH, et al：A Pilot Study To Define Chemical Coping in Cancer Patients Using the Delphi Method. J Palliat Med 18：703-706, 2015 より引用）

Ⅰ 痛み

> **パフォーマンスステータス（performance status：PS）**
>
> 　ECOG（米国東部癌治療共同研究グループ）が定めた全身状態の指標の一つで，患者の日常生活の制限の程度を示す．
> 0：まったく問題なく活動できる．発症前と同じ日常生活が制限なく行える．
> 1：肉体的に激しい活動は制限されるが，歩行可能で，軽作業や座っての作業は行うことができる．例：軽い家事，事務作業
> 2：歩行可能で，自分の身のまわりのことはすべて可能だが，作業はできない．日中の50％以上はベッド外で過ごす．
> 3：限られた自分の身のまわりのことしかできない．日中の50％以上をベッドか椅子で過ごす．
> 4：まったく動けない．自分の身のまわりのことはまったくできない．完全にベッドか椅子で過ごす．

1　飲酒量を減らさなければならないと感じたことがありますか．
　　　　　　　　　　　　　　　　　　　　　（Cut down）

2　他人があなたの飲酒を非難するので気にさわったことがありますか．
　　　　　　　　　　　　　　　　　　　（Annoyed by criticism）

3　自分の飲酒について悪いとか申し訳ないと感じたことがありますか．
　　　　　　　　　　　　　　　　　　　　　（Guilty feeling）

4　神経を落ち着かせたり，二日酔いを治すために，「迎え酒」をしたことがありますか．
　　　　　　　　　　　　　　　　　　　　　（Eye-opener）

2項目以上当てはまる場合はアルコール依存症の可能性がある．

図5　CAGEテスト〜飲酒状態の自己診断
（Ewing JA：Detecting alcoholism. The CAGE questionnaire. JAMA **252**：1905-1907, 1984 より引用）

薬・睡眠薬代わりにしているなどでレスキュー薬の使用が頻回となっている場合があげられる．どちらかというと高齢の男性，PS3程度（退院ができるかもしれないが，できない可能性がある程度）の患者にこのようなケースが

多い印象を受けるが，明らかにはされていない．

4 ケミカル・コーピングにより発生する問題

耐性やオピオイド誘発性疼痛により，痛みの悪化につながる可能性がある．

疼痛コントロール不良となる原因は，腫瘍側が原因のものと患者側が原因のものに分けることができるが，ケミカル・コーピングは患者側の原因の一つといえる（図6)[7]．今やがんは慢性疾患であり，長い年月をがん，抗がん治療と付き合い続けていくことが求められる．長期的に安定した疼痛コントロールを行うには，身体的疼痛に確実に狙いを定めること，そして不必要なオピオイド投与により，耐性やオピオイド誘発性疼痛などを招かないことが重要である．

ただし，上記は生命予後とのバランスで考える必要があることを忘れてはならない．患者の生命予後に限界が見えてきたときには，残された時間とのバランスを考慮したうえでどこまで管理的に介入していくか調整していくことになる．end-of-life期の限定的な期間であれば，管理することにこだわ

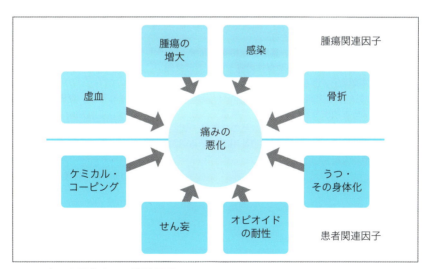

図6 痛みを悪化させる関連因子
（Wager TD, et al：An fMRI-based neurologic signature of physical pain. N Engl J Med **368**：1388-1397, 2013 より引用）

り不安定な除痛となるよりは，たとえケミカル・コーピングの危険はあっても，オピオイド投与による多幸感のほうがメリットが大きい場合もあるだろう．

　管理することだけに目を向けるのではなく，目の前の患者を多角的に観察し，できる限り良質かつ安定した疼痛コントロールを提供するにはどうあるべきか，包括的な視点のもと除痛していくことが大切である．

5 対策

　欧米における対策を表 7[2)]に示す．

表 7　がん患者の薬物依存やケミカル・コーピングに対する標準予防策

1. 腫瘍関連因子と患者関連因子をそれぞれ診断する
2. ケミカル・コーピングのリスクを把握する
   （タバコ，抑うつ，依存歴（薬物やアルコール），人格障害など）
3. 初回面接（訪問）時に CAGE などでスクリーニングを行う
4. 患者教育：オピオイドの依存性，副作用，痛み治療計画，オピオイドは除痛にのみ使うことを強調
5. 患者との間にオピオイドに関する約束を取り交わす
   （処方は 1 ヵ所からだけとする，早め早めの薬の補充はしないなど）
6. 前後評価として 4 項目（鎮痛，ADL，副作用，常道を逸脱した行動）アセスメントをルーチンワークとする
7. 精神的な支援，取り組む意思を維持する面接，オピオイド依存への警戒（錠数管理など），緩和ケアチームや慢性疼痛チームとの共働
8. 腫瘍関連因子／患者関連因子の定期的な把握に努める
   （進行がんなら突出痛へのオピオイドは追加となると予測されるが，身体的悪化がないなら定期投与量を維持または減量すべきである）
9. 処方箋，同意書，服薬指導書などの文書は一式とりまとめて保存する
10. 倫理関連事項：進行がんで薬物乱用歴がある退院患者は，最初から薬物依存専門家と共働しておく

（ED Fabbro. JCO, 2014 を参考に筆者作成）

国内における対策

1. 腫瘍関連,患者関連因子をそれぞれ診断する.
2. オピオイドの教育
   痛みに対し,その必要量を定期的に投与することで依存にはならない.一方,飲んだり飲まなかったり,痛くないのに服用したり,痛みではなく違う症状や困りごとにオピオイドを用いたりしてはいけない.
3. 痛み以外の症状への意識付け―たとえば,不眠,不安について遠慮なく話すこと.
4. 痛み日記をつけること.
5. オピオイドの残薬を診察時に報告してもらう.
   痛み止めはレスキュー薬など使用しないかもしれない薬剤を事前に渡すため,その数の管理を一緒に行うこと.余剰薬が出たときは,遠慮なく伝えることを説明.
6. 心理支援,多職種チーム,緩和ケアチームと協働し,多角的観察を経時的に実施すること.
7. 認知状態のスクリーニング:MMSEなどを用いて,チェックする.
8. アルコール,タバコの日常量,眠剤投与歴,薬物歴をアセスメントに入れる.

6 国内におけるケミカル・コーピングの考え方

　米国と比較し薬物依存患者が少ない日本においては,ケミカル・コーピングへの対策を「薬物依存に陥らないための管理強化」ととらえるよりも,「長期的・安定的に疼痛治療を継続するための意識教育」ととらえるほうがふさわしいと思われる.たとえばレスキュー薬の使用回数が増えたからといって,はじめからケミカル・コーピングだと決めつけ配薬を止めるのは好ましくない.むしろこれを治療内容の見直しに役立つ良い機会と考え,時間・回数・患者の訴えなどを勘案し,客観的視点のもと配薬の可否を決定すべきであろう.薬物依存を意識するあまり,患者の痛みの訴えに懐疑的になったり,薬物管理的な視点に終始することがあってはならない.

文 献

1) Bruera E : The frequency of alcoholism among patients with pain due to terminal cancer. J Pain Symptom Manage **10** : 599-603, 1995
2) Del Fabbro : Assessment and management of chemical coping in patients with cancer. J Clin Oncol **32** : 1734-1738, 2014
3) Kirsh KL, et al : Initial development of a survey tool to detect issues of chemical coping in chronic pain patients. Palliat Support Care **5** : 219-226, 2007
4) Kwon JH, et al : Frequency, Predictors, and Medical Record Documentation of Chemical Coping Among Advanced Cancer Patients. Oncologist **20** : 692-697, 2015
5) Kwon JH, et al : A Pilot Study To Define Chemical Coping in Cancer Patients Using the Delphi Method. J Palliat Med **18** : 703-706, 2015
6) Ewing JA : Detecting alcoholism. The CAGE questionnaire. JAMA **252** : 1905-1907, 1984
7) Wager TD, et al : An fMRI-based neurologic signature of physical pain. N Engl J Med **368** : 1388-1397, 2013

II
がん治療中に合併した症状

II がん治療中に合併した症状

SECTION 1 眠気

> 眠気＝オピオイドの副作用とせず，まずは鑑別診断を行う

　オピオイド投与中に眠気を生じると，副作用だろうと看過されてしまうことがある．しかし，眠気の裏に重大な疾患が隠れていることもあるためまず鑑別診断を行うこと．見落とすことなく，可逆的な原因への対処を速やかにしたい．

　鑑別すべき病態としては，表1のものがあげられる．

　身体所見，採血結果，不足しているデータの追加採血，問診を行い，①〜⑦の病態の有無を診断する．ここまで行った上でオピオイドの副作用による眠気を考える．可逆的なものは対処し，不可逆的なものは辛さに焦点を当

memo

Ca 値は，補正が必要！

　がん患者は低アルブミン（Alb）血症を併発している場合が少なくなく，それを補正した上で Ca 値の高低を判断することが大切である．Alb4 以上は補正不要．

　（4−Alb 値）+血漿 Ca 値＝補正 Ca 値　　Ca 正常値；8.4〜10.2. mg/dL

　たとえば，採血データ　Alb 2.5　Ca 9.8 の場合，一見正常値であるが，
（4−2.5）+9.8＝1.5+9.8＝11.3
となり，補正すると高 Ca 血症であることがわかる．

表1 オピオイドの副作用と鑑別すべき病態

1. 中枢性異常
    - 脳転移
    - 髄膜炎など
2. 代謝異常
    - 肝代謝異常〔NH3 上昇（高アンモニア血症）〕
    - 腎代謝異常〔BUN（尿素窒素）〕
    - 電解質異常（Na, Ca）
3. 心肺系異常
    - 血圧低下
    - 低酸素血症
    - 貧血
4. 薬剤性症状
    - 中枢神経作用性薬剤（眠剤, 抗不安薬, 抗精神病薬など）
    - 抗コリン薬
    - H_2 受容体拮抗薬
5. 感染・敗血症
6. 睡眠の質の低下
7. 衰弱

て, 眠気があっても不安にならない支援を考えていく.

鑑別診断と並行して, 痛みの強さに対して過量になっていないか評価する

痛みの強さに合わせた適正なオピオイド量が投与されているか検討した上で調整を行う（p.85「Ⅰ-6 オピオイドの副作用対策」図6参照）.

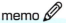

胃薬でせん妄？

ヒスタミン H_2 受容体拮抗薬（H_2 ブロッカー）は胃潰瘍・十二指腸潰瘍治療薬として市販もされているが, 睡眠異常, せん妄の原因となることがあり, 特に高齢者, 腎機能障害下では注意が必要である. 可逆的なせん妄であり, 中止しプロトンポンプ阻害薬（PPI）への変更を行うことで改善する[1, 2].

オピオイドが効きにくい疼痛に対し，他剤併用の必要がないかどうか検討を行う

　眠気を生じる手前までオピオイドを十分量投与し，残存している疼痛を評価し，炎症が強い疼痛ならばNSAIDsの併用を，神経が多い場所の腫瘍なら鎮痛補助薬の併用を検討する．

■ 文　献

1) Nickell PV：Histamine-2 receptor blockers and delirium. Ann Intern Med **115**：658, 1991
2) Fujii S, et al：Comparison and Analysis of Delirium Induced by Histamine H2 Receptor Antagonists and Proton Pump Inhibitors in Cancer Patients. Case Rep Oncol **5**：409-412, 2012

Ⅱ　がん治療中に合併した症状

SECTION 2　悪心・嘔吐

一般的な悪心・嘔吐

1　機序と薬物治療

　悪心とは，「吐きたくなるような不快な自覚症状」，嘔吐とは，「消化管内容物を反射的に口から出すこと」と定義される．原因は多様であり，その原因は何によるものなのか，症状を生じる機序は何なのかを鑑別していくことが重要である．機序別に図1[1)]にまとめた．
　たとえば化学受容器引き金帯（CTZ）は第四脳室底にあり，血液脳関門（BBB）から一部露出しているが，オピオイドが関与するD_2受容体はBBBの中にあるため，同じD_2受容体遮断薬であっても末梢性では効果は期待できず，中枢移行性の薬剤を選択することが大切である．このように，悪心・嘔吐の発生機序を念頭に，薬理動態を考えながら薬剤を選択していく．

2　治療とケア

　原因となる病態によって介する受容体が異なるため，それぞれに合った使用薬剤を選択することが重要である（表1，2）．特に，治療可能であるが見落とされやすい，化学受容器を介するものは可逆的なものが多い傾向にあり，代謝性，電解質異常，敗血症などに留意しながら鑑別診断を行うことを心がける．オピオイドの嘔吐にはD_2受容体，H_1受容体，末梢（胃腸）の3経路がある（p.84「Ⅰ-6　オピオイドの副作用対策」図5，表3参照）．

161

II がん治療中に合併した症状

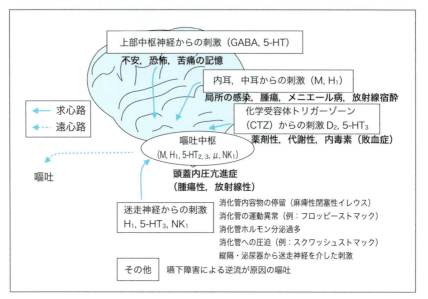

図1 嘔気・嘔吐の機序に基づいた原因分類
GABA：ギャバ受容体，M：ムスカリン受容体，H_1：ヒスタミン1受容体，D_2：ドパミン2受容体，5-HT：セロトニン受容体，μ：ミューオピオイド受容体，NK_1：ニューロキニン受容体．
(有賀悦子：10 緩和ケアと薬物療法．臨消内科 31：818-824, 2016 より許諾を得て転載)

表1 悪心・嘔吐の機序からみた制吐薬（表中の番号は表2に対応）

悪心・嘔吐の機序	制吐薬の種類
不安など上部中枢神経からの刺激	抗不安薬
オピオイドのCTZのD_2受容体刺激	1
抗がん薬によるCTZなどを介する症状	1[1], 3[2], 4, 5, 6[3]
オピオイドや放射線による前庭系からの刺激	1, 3, 4, 6, 8[3]
脳圧亢進による嘔吐中枢直接刺激	8
便秘などの末梢性迷走神経からの刺激	2, 3
イレウスなどの末梢性迷走神経からの刺激	9

1) Navari RM, 2013　2) Glare P, 2004　3) 日本癌治療学会, 2015

　薬物治療だけでなく環境調整を含むケアも重要であり，悪心・嘔吐を誘発するものは除去していく必要がある．人により誘発物はさまざまであるが，視覚的・嗅覚的・聴覚的あらゆる方面から原因を探り除去していく（表3）．

2 悪心・嘔吐

表2 薬物作用からみた薬物分類とそれに属する薬剤

	薬物作用からみた薬物分類	薬剤名*
1	中枢性 D_2 受容体拮抗薬	オランザピン，クエチアピン，リスペリドン ハロペリドール，プロクロルペラジン
2	末梢性 D_2 受容体拮抗薬	ドンペリドン
3	中枢-末梢性の中間的移行 ＋ 5-HT_3 受容体拮抗薬	メトクロプラミド
4	5-HT_3 受容体拮抗薬	グラニセトロン，オンダンセトロンなど
5	選択的 NK_1 受容体拮抗薬	アプレピタント
6	抗ヒスタミン薬 （中枢性 H_1 受容体拮抗薬）	ジフェンヒドラミン，クロルフェニラミン オランザピン，クエチアピン，リスペリドン
7	抗コリン薬（中枢性）	アトロピン，スコポラミン
8	脳圧降下剤	ステロイド，高浸透圧性利尿薬
9	消化管分泌抑制作用をもつ薬剤	オクトレオチド

＊薬剤の一例であり，すべての薬剤が網羅されているわけではない．

表3 悪心・嘔吐の原因の除去
- 消臭や消臭物の排除
- 視覚的刺激の排除
  →催吐したものは目に留まらないよう工夫する
  （例：抗がん薬の赤い色をみると吐き気を催す場合，点滴の位置などが見えないように工夫する）
- 不快な音への対処

また，吐物の処理や嘔吐後の咳嗽などに配慮する．

オピオイドの導入後1週間以内：制吐薬は投与しているのに嘔吐するとき—中枢・末梢，どの刺激が残存しているか

　オピオイドによる嘔吐は，前述の表およびp.84「Ⅰ-6 オピオイドの副作用対策」図5のように，オピオイドの使用開始と同時に中枢性のD_2受容体，H_1受容体に刺激が入ることにより起こる．一方，同時に末梢性抗コリン作用により幽門が収縮し，胃蠕動も抑制されるため，元々便秘があった患者がオピオイドを開始すると末梢性刺激で嘔吐することもある．
　導入時に制吐薬を用いているにもかかわらず嘔吐を認める場合，その制吐

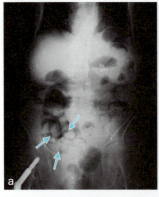
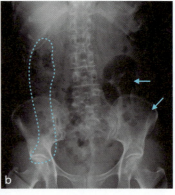

図2　便秘の腹部単純X線写真
a：右大腿部頸部骨折歴のある，卵巣がん術後の女性．オキシコドン投与下の便秘で10日間以上排便がなかったが，腹部膨満感，膨満ともになし．上行結腸（点線内）内に便塊を認め，直腸まで多量の便を認める．代表的な部分を矢印で示した．b：膵がん患者．横行結腸が下方に圧排され，上行結腸内に比較的柔らかそうな便を多量に認める．横行〜肛下行結腸にはガス（矢印）を認め，便が横行結腸で停滞している様子がわかる．こうしたときは，便を下行まで動かさなければいけないため，ステロイドを用いながら蠕動を高めていった症例である．

薬の薬理作用を調べ，D_2，H_1，末梢のどこに作用しているか，そして，その薬剤がカバーしていない作用に原因がないか確認する．

　なお，プロクロルペラジンは末梢性の上部消化管の蠕動抑制作用（抗コリン作用）をもつため，排便量が十分ではない患者へ投与し続けると，胃蠕動低下により胃内容物の運び出しが停滞し嘔吐に至ることも否定できない．そのような場合は，抗コリン作用が少なくD_2，H_2受容体のいずれにも拮抗作用をもつ非定型抗精神病薬（オランザピン，クエチアピン，リスペリドンなど）を検討するが，いずれも嘔吐症には保険適用外であり，また，オランザピンとクエチアピンは糖尿病患者には投与できないため，慎重な検討が望まれる．

オピオイド導入後1週間以降─まず便秘の評価

　すでにD_2，H_1受容体を介するオピオイドの嘔吐は耐性により消失している時期である．導入後1週間以上経過しているときは，まず便秘を疑い腹部単純X線写真（図2）をとり，その程度を評価する．便秘の可能性が低い場

合は，オピオイド以外の原因による嘔吐を疑い（図1），鑑別診断を行う．

制吐薬の副作用 (表4)

表4のように多様な副作用があるが，患者にとって苦痛が強く，見落としてはならないのは錐体外路症状の一つであるアカシジアである．アカシジアとは静座不能ともよばれ，自覚的かつ観察可能な落ち着きのなさを示す．手足がむずむずしてじっとしていられなくなるほか，座位では頻繁に腰を動かす，臥位では足をすり合わせるなどの症状が現れる．

錐体外路症状の鑑別にはマイヤーソンサインも参考になる．眉間を指でノックすると，ノックした分のまばたきをするものが陽性であるが，高齢者の場合は陰性であってもまばたきすることがある．ただし陰性の場合，10秒程度を過ぎると反応は減衰していき，まばたきの回数も次第に減少する．観察秒数が数秒であると，陽性・陰性の判断がつかないため注意する．

なお，オピオイド導入時の悪心・嘔吐は耐性がつけば自然消失するため，制吐薬の投与は1週間以内にとどめる．また，オランザピンなどがん治療中の制吐薬としての使用は保険適用外の薬剤もあるので注意する．

表4 制吐薬の副作用

- 錐体外路症状（アカシジア，振戦，無動，筋硬直，ジスキネジア）
- 抗コリン作用（口渇，眠気，目のかすみ，排尿困難，錯乱）
- 高血糖の悪化，ケトーシス：オランザピン（ジプレキサ®），クエチアピン（セロクエル®）
- 循環器系障害（不整脈（頻脈，徐脈），QT延長，血圧低下，起立性低血圧）

文 献

1) 有賀悦子：緩和ケアと薬物療法．臨消内科 31：818-824, 2016

II がん治療中に合併した症状

SECTION 3 呼吸困難

機序 (図1)[1]

呼吸困難は，自覚的に感じる呼吸の不快感である．その機序と対処方法を以下に示す．

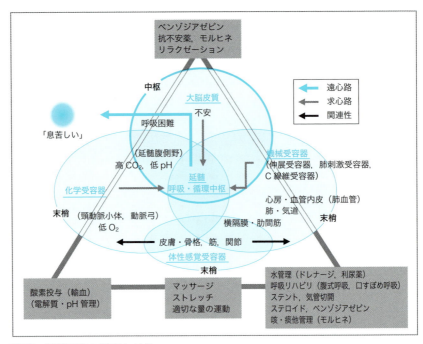

図1 呼吸困難の機序と対処
(有賀悦子：緩和ケアと薬物療法．臨消内科 31：818-824, 2016 より許諾を得て改変し転載)

① 化学受容器：末梢で低 O_2 血症を，中枢で高 CO_2 血症と低 pH を感知する．
② 機械受容器：心肺において十分に膨らんでいることが阻害されると信号が送られる．
③ 大脳皮質からの信号：不安感が①②を修飾する．
④ 体性感覚受容器：適切な運動やマッサージなどが呼吸困難の改善に有効であることから，関節や筋肉などに存在する体性感覚受容器からの信号も，さらにここに関与すると考えられる．

これらが関与し合って，呼吸困難としてアウトプットされる．したがって，たとえば酸素分圧が正常にもかかわらず，腹水の貯留などで横隔膜が下がらないようなときも，呼吸困難として表現されることがある．

病　態

1 換気障害

息を「吸う」「吐く」ことを換気といい，その障害は閉塞性換気障害と拘束性換気障害の2つに分類される．

閉塞性換気障害では，腫瘍やそのリンパ節転移が物理的な障害となり，肺への空気の出入りが悪くなる（図2）．症状の機序の中心は，前述の①化学受容器にある．

拘束性換気障害では，胸壁浸潤や胸水，肝腫大，腹水などで肺の膨らみが悪くなる（図3）．症状の機序の中心は，前述の②機械受容器にある．

2 死腔の増大

死腔とは，呼吸器系システム内のうちガス交換を行わない部分を指し，その増大は呼吸困難の悪化につながる．

a 解剖学的死腔：気管や気道
有効換気を得るには，この死腔以上の容積の呼気・吸気量が必要である．

Ⅱ がん治療中に合併した症状

しかし，頻呼吸になるとそれを維持できなくなる．

b 肺胞死腔（図4）

ガス交換を行えない肺胞のこと．血流低下，血流増加（p.174「Column

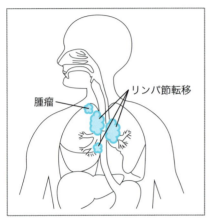

図2 閉塞性換気障害
呼気流量評価の1秒間努力呼気量の低下（FEV_1）として現れる．

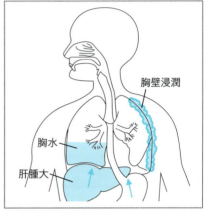

図3 拘束性換気障害
全肺気量の低下（TLC）であり，肝腫大や腹水で横隔膜が挙上（矢印）した場合も原因となる．

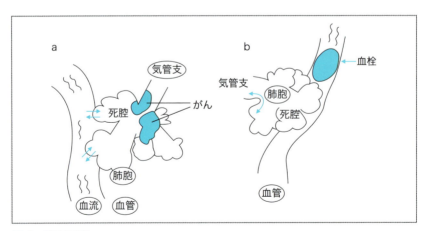

図4 肺胞死腔
a：肺胞は血管とは O_2–CO_2 変換（⇄）はできるが，気管支–肺胞間が途絶え，機能していない．b：気管支–肺胞間は交通（↔）しているが，血流が途絶えガス交換ができない．

3 呼吸困難

> **Column**
>
> **なぜ，シュノーケルの管は短いのか──長ければもっと深く潜れる？？**
>
> シュノーケリングをしていたAさんは，2mほどの海底に綺麗な貝殻をいくつも見つけました．採るためには何度も浮上しなくてはいけないので，<u>2m程度の長さのホースを船につけて潜れば，浮上せずに潜り続けられる</u>と考えました．翌日実行したところ，Aさんはすぐに苦しくなってしまいました．Aさん曰く「気を失いそうだった…」なぜでしょう？
>
> この2mのホース，実はこの容積を超える肺活量がなければ，呼気を吐き切って新鮮な空気（有効換気）を吸い込むことはできないのがわかります．つまり，2mのホースの容積が死腔なのです．だから，シュノーケルの管は，死腔容積を小さくするために安全な短さに設定されているのです．

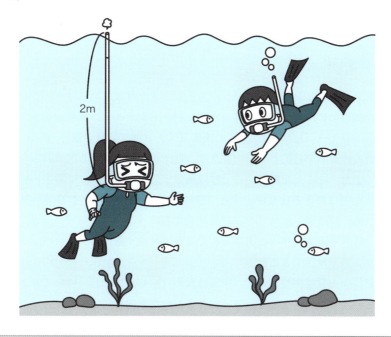

肝肺症候群」参照），貧血による肺胞での肺拡散能の低下，がん浸潤や気腫による肺胞の機能低下が原因となる．

対　処

1 薬物治療

　オピオイド〔モルヒネ，コデインリン酸塩，ヒドロモルフォン，オキシコドン〕，抗不安作用，筋弛緩作用のあるベンゾジアゼピン，気管支粘膜炎症性浮腫やがん性リンパ管症に対するステロイド，水管理（利尿薬，輸液を絞る），低酸素への対処（貧血に対する鉄剤投与，輸血），鎮咳薬，去痰薬などを用いる．

2 非薬物的治療

　リラクゼーション，マッサージ，ストレッチ，呼吸リハビリテーションなどの身体的ケアに加え，水管理（胸水穿刺・ドレナージ，胸膜癒着術，腹水穿刺・ドレナージ），エアウェイの確保（ステント，気管切開），さっぱり感と口腔内の湿潤を目的とした口腔ケア，低酸素血症に対する酸素投与などを行う．また，せん妄を助長すると呼吸困難は悪化するため，せん妄の副作用がある薬剤はできる限り中止する．特に見落とされやすいH_2受容体拮抗薬をはじめ，制吐薬，抗コリン薬には注意する．ベンゾジアゼピン系薬，ステロイドは呼吸困難症状の改善に有用であれば継続する．リスク・ベネフィットバランスで検討すること．

　上記に加え環境調整として，室温は低め（涼しめ）にし，ゆっくりとした風を送る，楽な姿勢をとる，さっぱりとした食事内容にする，ゆっくりと呼吸ができるようなリズムの好みの音楽を流す（ボサノバなどが流れる部屋で，カーテンがゆっくりと揺れるような風景を思い描いていただく）なども一例としてあげられる．

頻呼吸へのモルヒネ・ヒドロモルフォン投与 ─ 中枢性気管支狭窄を伴う場合，伴わない場合

1 呼吸困難を患者が訴えたら，まず呼吸数をカウントする

呼吸数40回/分などという頻呼吸の場合は，1回換気量は低下しており，ただ呼気が気管内で動いているだけということもある．気管は死腔に相当するため，しっかり吐いて，しっかり吸い込める状態をつくることが症状緩和につながる（p.169 Column参照）．死腔を超える容積の呼気・吸気量を得て有効換気を作り出すために，モルヒネなどのオピオイドを投与し，呼吸数を20回/分前後に整えることを行う．

2 気管の中枢性狭窄の有無を確認する

呼吸数を落とすと逆に呼吸が苦しくなる場合，気管分岐部近傍の中枢寄りに狭窄などがあるため，呼吸数を落としても換気量が改善せず，ただ呼吸回数が低下するだけになっていると考えられる．このようなときは，オピオイド投与が有効な症状緩和につながらない場合があるため，画像，身体所見などで確認する．

a 気管の中枢寄りに狭窄がある場合

ステロイド（特に，炎症性浮腫への効果を狙ったデキサメタゾンやベタメタゾン）の先行投与を行ったうえで，オピオイドが投与可能か考える．できる限り浮腫を軽減させ，気流の通り道を確保することが目的であるが，腫瘍が増大してくればステロイドも無効となることもある．そのような場合は，鎮静についての検討を医療チームで重ねながら，患者・家族と話し合うことを早めに計画していく．

したがって，縦隔リンパ節転移がある場合は，将来その増大が制御できなくなり鎮静を要する可能性があるため，早い時期から鎮静について話し合いをしておくことが重要である．

b 気管の中枢寄りに狭窄がない場合

モルヒネ，ヒドロモルフォンなどのオピオイドが有効な呼吸困難である．ただし，ヒドロモルフォンは20例を対象とした研究[2]のほか，前向き観察研究[3,4]しか報告はない．オピオイド投与により呼吸数を整え，症状緩和を図る．

3 モルヒネ・ヒドロモルフォンを開始する

前述（p.31「Ⅰ-3 オピオイドの基本」図2参照）のように，オピオイドの呼吸抑制や依存などは，どれだけ患者が慢性的なストレス状態にあるか，またドパミンと嫌悪物質のアンバランスをきたしているかで決まってくる．

痛みを伴っていないがん患者の呼吸困難は，その程度が軽微なこともありえるため，疼痛に用いる量の半量スタートを念頭に置く．

4 オピオイド・タイトレーション（増減）の目安

オピオイドの投与量が多すぎれば呼吸数は少なくなりすぎ，少なければ多いままとなるため，オピオイド・タイトレーションの目安は呼吸回数となる．20回台/分程度を目安に調節していく．

5 副作用対策の強化

呼吸症状が問題となっている場合，腹部の問題を忘れがちになる．しかし便秘の悪化は呼吸困難の増悪をもたらし，労作時の呼吸苦や怒責困難によるさらなる便秘の悪化という悪循環につながるため，投与開始時から重点観察項目に入れておく．

ステロイド

狭窄，胸水，がん性リンパ管症に対しては，抗炎症効果の高いステロイドを用いる．デキサメタゾン，ベタメタゾンといった糖質コルチコイド作用の強いものほど抗炎症効果が高く，生物学的半減期が長い．一方，分子標的薬

3 呼吸困難

表1 ステロイドの特徴

	半減期（h）		コルチコイド作用		同力価比	備考
	血中	生物学的	糖質	鉱質		
ヒドロコルチゾン（コルチゾール）	1.2	8〜12	1	1	25	生理的内因性ステロイドとして10 mg/日
プレドニゾロン	2.5	12〜36	4	0.8	6〜7	
メチルプレドニゾロン	2.8	12〜36	5	<0.01	5	ショック時投与
トリアムシノロン	3〜5	12〜36	10	<0.01	5.3	耳鼻腔内投与可
デキサメタゾン	3.5	36〜72	25	<0.01	1	脳血液関門通過
ベタメタゾン	3.5	36〜72	25	<0.01	1	

血中からは速く消失するが、受容体への結合時間が長いため生物学的半減期は長い

数字が大きいほど、抗炎症効果が高い。数字の割合が抗炎症効果比を示す

数字が小さいほど影響が少なく、パルスなどの大量療法ができる

などによる間質性肺炎の場合は，半減期がもう少し短く，鉱質コルチコイド作用も弱いメチルプレドニゾロン（ソル・メドロール®など）でパルス療法を行う．

症状によって，開始投与量，維持量は異なる．各種ステロイドの特徴，比率力価比などを表1にまとめた．

> **処方例：再発がん患者のがん性リンパ管症のとき**
> デキサメタゾン注　13.2 mg〜9.9 mg＋生食 50 mL　朝1回30分で静注　2日間
> 　　　　　　　　　6.6 mg＋生食 50 mL　朝1回30分で静注　　　　2日間
> 　　　　　　　　　3.3 mg＋生食 50 mL　朝1回30分で静注　　　　2日間
>
> 3.3 mgで維持して経過をみるか，1.65 mgまで減量し維持量とするか，投与後の呼吸状態の改善と副作用（リスクとベネフィット）のバランスで決定する．

💊 **処方例：縦隔リンパ節転移で気管分岐部に狭窄を認め，呼吸困難を訴えているとき**

オンコロジーエマージェンシー状態なら，思い切った量をしっかりと使い，2～数日ごとに半量ずつ減量しながら，モルヒネの適応があるか検討する．放射線治療歴の確認も同時に行う．
デキサメタゾン注　16.5 mg 前後＋生食 50 mL　朝1回30分で静注　2日間
　　　　　　　　　9.9 mg＋生食 50 mL　朝1回30分で静注　2日間
　　　　　　　　　6.6 mg＋生食 50 mL　朝1回30分で静注　2日間

3.3 mg，1.65 mg と減量する過程で維持量をどこにするか決める．またはメリットがデメリットを上回らないなら中止目的に減量を行っていく．その過程で予後見通しを立て，患者・家族と話し合いの場をもつ．

これらの過程においても，血糖値の確認，精神症状，不眠，胃腸粘膜障害などへのリスク管理は必須である．

Column

横になると呼吸困難が楽になる場合―「肝肺症候群」[5]

呼吸困難例の多くは座位で楽になるにもかかわらず，臥位のほうが楽というケースがあります．この場合の鑑別診断に，肝肺症候群が含まれます．

肝肺症候群とは，<u>肺に問題がない</u>にもかかわらず，肝機能障害，門脈圧亢進症による肺内血管の拡張や動静脈シャントの形成により，血中酸素濃度に低下を認める症候群です．

3臨床徴候として，①肝疾患があること，②肺のガス交換障害，③肺内血管拡張があげられます．また臨床的には，座位にて呼吸困難が誘発され，SpO_2 の低下を認めます．

病態としては，①肺血管拡張による肺胞通過血液量増加のため，換気障害がないにもかかわらず血液酸素化が低下する．②座位・立位では，下肺に血流が増加することにより換気血流比がさらに不均衡になり，動脈血酸素化の悪化を引き起こす，のが特徴です．

酸素投与，労作をゆっくりとすることで対処していきます．

このように，肺病変がない呼吸困難でも，酸素投与が必要な病態があることを是非知っておいてほしいものです．

Column
がん性リンパ管症を患者さんに説明する

　がん性リンパ管症とは，気管周囲にあるリンパ管にがん細胞が混在するなどして，そのリンパ管の流れが不良となり，気管周囲が浮腫をきたし，エアウェイが確保できなかったり，肺胞死腔をつくってしまうような状況を指します．筆者はこれを説明するとき，竹輪と竹輪麩の話をしています．「竹輪はきゅっとしまっていますが，竹輪麩は煮込むと，煮汁がしみこみ，ぶよぶよとしてきます．がん性リンパ管症は，浸出液が痰となって穴（気管腔）が塞がったり，狭くなったりした状態で，竹輪麩のようなイメージです」と伝えます．

　したがって，「このぶよぶよ（浮腫）を改善させるためステロイドを投与してみますが，最初は効果的でも，がんが広がるにつれ反応が悪くなり効果がなくなるかもしれません．そのような場合は，少しうつらうつらしながら苦しさをやり過ごすことも考えなくてはいけないかもしれません」と，鎮静につながる話も少し含めておくようにしています．

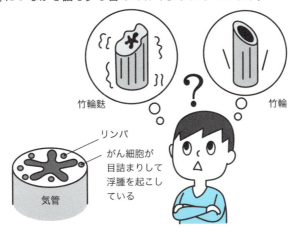

文 献

1) 有賀悦子：緩和ケアと薬物療法. 臨消内科 **31**：818-824, 2016
2) Charles MA, et al：Relief of incident dyspnea in palliative cancer patients: a pilot, randomized, controlled trial comparing nebulized hydromorphone, systemic hydromorphone, and nebulized saline. J Pain Symptom Manage **36**：29-38, 2008
3) Clemens KE, et al：Effect of hydromorphone on ventilation in palliative care patients with dyspnea. Support Care Cancer **16**：93-99, 2008
4) Clemens KE, et al：Symptomatic therapy of dyspnea with strong opioids and its effect on ventilation in palliative care patients. J Pain Symptom Manage **33**：473-481, 2007
5) Rodríguez-Roisin R, et al：Hepatopulmonary syndrome--a liver-induced lung vascular disorder. N Engl J Med **358**：2378-2387, 2008

II がん治療中に合併した症状

SECTION 4 リンパ浮腫

浮腫の分類

浮腫全般は表1のように分類できる．
<u>全身性浮腫</u>はおもに内科的な疾患が原因であり，総合診療的な分野で鑑別

表1 浮腫の種類

全身性浮腫 両側性浮腫が多い	・心性浮腫 ・腎性浮腫 ・肝性浮腫 ・内分泌性浮腫：甲状腺機能低下症，クッシング症候群，月経前浮腫 ・薬剤性浮腫：NSAIDs，ステロイド，プレガバリン，Ca拮抗薬 ・低タンパク血症（低栄養）による浮腫 ・特発性浮腫
局所性浮腫 原因部位に限局．片側性，非対称性が多い	・静脈性浮腫：深部静脈血栓，静脈瘤 ・リンパ浮腫：原発性，続発性 ・炎症性浮腫：感染，打撲，外傷などの炎症の原因が局所にある ・血管性浮腫（クインケの浮腫，遺伝性血管性浮腫）：突発的，一時的（3日内くらいには消失）．顔面（特に口唇）に認める．圧痕なし．原因としては遺伝疾患，特発性（原因が特定できない），アレルギー，寒冷刺激，薬剤性（特にアンジオテンシン変換酵素阻害薬） ・腫瘍 ・関節炎 ・（薬剤性浮腫）

177

表2 がん患者に認められやすい低栄養とリンパ浮腫の比較

	低栄養による浮腫	リンパ浮腫
左右差	対称	非対称
始まり	末梢から体幹側へ	体幹側から末梢へ
圧痕	強い	弱い
圧痕からの回復時間	slow edema	fast edema

が行われていることが多い．一方，がんに関係する日常診療で鑑別を要するのは局所性浮腫である．

がん患者に認められやすい浮腫として，低栄養による浮腫とリンパ浮腫の身体所見の違いを表2にまとめた．

リンパ浮腫

1 病態と原因

リンパ浮腫は，タンパクに富んだ体液（リンパ液）の慢性的な貯留が身体の一部に生じることにより，機能・運動障害を呈するものである．

リンパ節郭清や放射線治療によるリンパ管閉塞は治療早期から出現する可能性があり，さらにがん性リンパ管症やリンパ節転移などの再発も含め，がん全病期で認める症状である[1]．

2 原因となりやすい臓器別がん・治療・病態

a 臓器別がん

乳がん，骨盤底のがん（子宮頸がん，子宮体がん，卵巣がん，膀胱がん，前立腺がん）でリンパ浮腫を生じやすい．

b 治療別

- 手術：骨盤底の臓器およびリンパ節郭清をしっかりと実施した場合
- 手術＋放射線治療（手術で流れを途絶させ，微細なリンパ管を放射線治療で閉塞させる）

- 抗がん治療：タキサン系化学療法薬（強皮症様リンパ浮腫を認める場合がある）
- 他の薬剤：Ca拮抗薬，エストロゲン，甘草，NSAIDs，プレガバリン

c 病態別

病態としては，リンパ節転移はないが手術と放射線治療または手術のみを行ったものと，リンパ節転移や局所再発があるものとに分けられる．つまり，無再発であってもリンパ浮腫は起こり，長い期間（数十年）を経て出現する場合もあるのである．

乳がん患者の30％には潜在的にリンパ浮腫を認め，その割合はsentinel node navigation surgeryによって約6％上昇するという報告もある[2]．発生部位としては上肢の患側浮腫が多く，頻度不明であるが患側下肢の浮腫を経験することがある．健側・患側左右に周径の差があり，四肢体幹近位側から浮腫が始まることが多いが，蜂窩織炎の原因となる創傷や抗がん薬による手足症候群などによって引き起こされている場合，末梢側，たとえば手首などから感染を契機としてリンパ浮腫が始まるケースがある．

リンパ浮腫の病期分類を表3に示す．

3 治療

治療は用手的リンパドレナージおよび弾性包帯・着衣による圧迫療法を中心とした複合的ケアで進めていく．なお，適度な運動やスキンケアといった日常生活上の注意については，予防的に術後から実施していく（表4）．そ

表3 病期分類（国際リンパ学会）

0期	リンパ液輸送が障害されているが，浮腫が明らかでない潜在性または無症候性の病態
I期	比較的タンパク成分が多い組織間液が貯留しているが，まだ初期であり，四肢を挙げることにより治まる．圧痕がみられることもある
II期	四肢の挙上だけではほとんど組織の腫脹が改善しなくなり，圧痕がはっきりする
II期後期	組織の線維化がみられ，圧痕がみられなくなる
III期	圧痕がみられないリンパ液うっ滞性象皮病のほか，アカントーシス（表皮肥厚），脂肪沈着などの皮膚変化がみられるようになる

表4　リンパ浮腫のリスクがあるときの生活上の注意点

- 患肢を下げた姿勢を続けるときは，適宜屈伸などの運動をする
- 適度な運動：関節屈伸や筋肉の収縮でポンプ機能を維持していく．患部を圧迫した上で運動する．
- 正座（下肢）や腕枕，バッグの前腕かけ（上肢）は禁止
- 虫刺されの予防
- 真菌症はかゆみなどの症状がなくても治療を検討
- 傷をつくらない（爪切り，脱毛は慎重に．採血は健側で行う）
- 下肢浮腫では靴の工夫（左右でサイズを変える，ハイヒールやサンダルは転びやすいので避ける，傷をつくらないよう足にフィットしたものを選ぶ）
- 蜂窩織炎について学んでもらい，初期症状で医療機関へ受診できるようにする．困難な場合は，電話などで抗菌薬の内服支援ができるような手持ち薬を使っておくなどの工夫も検討
- 日焼けしすぎないように，適宜予防的に日焼け止めを使う
- 高脂血症は治療する
- 太らないように体重管理をする
- ドライスキンケア〔保湿剤の塗布→保湿，忍容性のある皮膚へ（乾燥皮膚からしっとりした皮膚へ）〕
- 睡眠時，患肢をやや高くする（下肢は座布団を膝から末梢へ入れるなど）

のほか必要に応じ，リンパ管吻合術による観血的治療や，利尿薬や感染症治療薬による薬物治療も併用していく．

a　用手的リンパドレナージ

1）開始前に必ずスクリーニングすること

a）リンパドレナージが禁忌な病態

① 蜂窩織炎

蜂窩織炎は感染症であることから，発赤が主症状である．局所熱感や全身の発熱，疼痛，びまん性浮腫に局所的な腫脹が加わっていることもある．発赤は炎症性の比較的濃くはっきりした赤色で，大理石文様などが局在していることが多い．

② 血栓

静脈の血栓や腫瘍塞栓などが原因である．蜂窩織炎に比較して，四肢が淡い赤みや黄色を帯びているような色調変化がみられる．健側に比較して血管怒張を認めることが多い．

表5　Wells スコア（深部静脈血栓症のスクリーニング）

◆次の臨床的な特徴があれば+1 点
・活動性のがん
・麻痺，不全麻痺，下肢のギプス固定
・最近（4 週間以内）の手術あるいは長期（3 日を超える）臥床
・下肢の圧痛
・下肢の腫脹
・下肢の左右差が 3 cm 以上
・下肢の表在静脈（側副血行路の有無）

◆DVT 以外の疾患がより疑われる場合は-2 点

高リスク：3 点以上，中リスク：1 または 2 点，低リスク：0 点以下
(Partsch H, et al：Compression and walking versus bed rest in the treatment of proximal deep venous thrombosis with low molecular weight heparin. J Vasc Surg 32：861-869, 2000 より引用)

　ドップラー超音波，Wells スコア（表5）[3] の PCP（Pretest Clinical Probability）スコアリング，D ダイマーで診断をすすめる．

b）リンパドレナージの適応を慎重に判断しなくてはいけない病態
① 腫瘍浸潤による病態
　皮下のリンパ管内への腫瘍浸潤や皮下組織への浸潤を認めると，赤色を帯びた隆起性病変とともに浮腫を認めることが多い．進行すると病変部はかたくなる．

> つまり，リンパ浮腫のなかでもさらに局在した皮膚色調変化，熱感，疼痛，腫脹，血管怒張の患側・健側の差があるものは注意！

2）用手的リンパドレナージ方法
　用手的リンパドレナージの実施がリンパ浮腫の改善に有効であるという科学的根拠はない．しかし，循環不全状態の改善方法を考え，患者にも参加してもらうことは，身体的にも精神的にもプラスにはなると考える．

> 患者が負担と感じるようなリンパドレナージ指導は行わないよう心がける．

a）分水嶺を越えた表在リンパ流をつくる
　表在リンパは，図1のように流れが分断され，所属する頸部，腋下，鼠

Ⅱ がん治療中に合併した症状

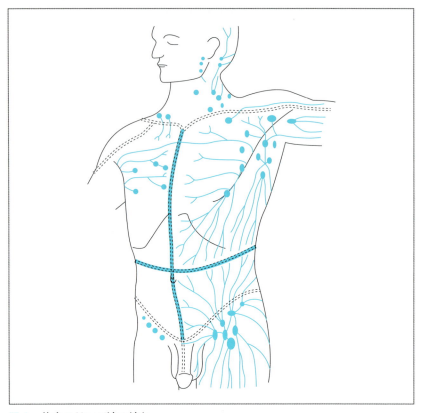

図1 体表のリンパ液の流れ
正中,ウエストでもともと分断されている.特に,左前胸部は分水嶺とよばれる限定された領域となっている.━ の十字ラインで交通はなくなるため,この分断されたところにシャント路をつくっていくことが用手的ドレナージの目的の一つである.

径部で深部リンパ管へ注いでいく.リンパドレナージの目的は,この分断を越えたシャント路をつくっていくことにある.

b) 開始する部位と方法
用手的ドレナージはまず,健側(流し込みたいところ)のリンパ管腔を開けていくところから開始する.たとえば左上肢にリンパ浮腫があるときは,右腋下や左鼠径部から始め,左腋下へ進み,左末梢まで続けていく.なお,ドレナージは通常のマッサージとは異なり,皮下数mmの表在にあるリン

パ管を意識しながら手の平一枚分ずつ皮膚を揺らすような動きで行う．

 重要な部位は正中とウエスト！
分水嶺を乗り越える場所や正中，ウエストでは十分に時間をかける．

c）流れやすいリンパ液にするために

　リンパ液は脂肪の運搬に関わっているため，肥満と高脂血症を管理することは鍵となる．したがって，術後から運動を行ったり[4]，体重管理をしたりすること[5]はリンパ浮腫の予防につながる．首肩腕回し，下肢の屈伸や前後への振り，体幹正中やウエストラインでの上下の皮膚の揺らしなどは日頃からすすめていく．

b 圧迫療法に用いる弾性着衣

　弾性包帯・弾性着衣（弾性ストッキング・スリーブ・グローブ）による圧迫療法は，患肢に圧をかけることで，毛細血管からの水分漏出および患側におりてくるリンパ液の量を軽減する．使用開始にあたっては，まず患部を採寸して適合するサイズのものを選ぶ（ストッキングは足首の太さを基準とする）．着用にあたっては，皮膚にしわとなって食い込む箇所ができないようにすること，また関節の可動を阻害しない（拘縮させない）ようにすることを指導する．夜間は原則として外す．

　なお，療養費の支給が認められており表5に示した．

タキサン系抗がん薬が原因のリンパ浮腫

　2〜3クール目ぐらいから全身の浮腫で始まる．リンパ郭清された患側に次第に限局し，急速に悪化していく．皮膚が強皮症様に変化し，ゆるみなく伸展され，光沢をもったものに変わることで関節の動きが制限されるようになる．さらに進むとみかんの皮のような皮膚硬化を伴い，関節が動きづらくなったり，皮膚にピリピリした痛みを感じたりすることも出現する．

　用手的リンパドレナージを主体とし，浮腫が進行する場合は圧迫療法も実施するが，圧迫しすぎると皮膚が余計にかたくなり，さらなる関節可動制限につながることもあるため注意が必要である．

II　がん治療中に合併した症状

表5　**療養費払い　保医発第 0321001 号　平成 20 年 3 月 21 日**
四肢のリンパ浮腫治療のための弾性着衣等に係る療養費の支給における留意事項について

1. 支給対象となる疾病
   リンパ節郭清術を伴う悪性腫瘍（悪性黒色腫，乳腺をはじめとする腋窩部のリンパ節郭清を伴う悪性腫瘍，子宮悪性腫瘍，子宮附属器悪性腫瘍，前立腺悪性腫瘍及び膀胱をはじめとする泌尿器系の骨盤内のリンパ節郭清を伴う悪性腫瘍）の術後に発生する四肢のリンパ浮腫

2. 弾性着衣（弾性ストッキング，弾性スリーブ及び弾性グローブ）の支給
   (1) 製品の着圧
       30 mmHg 以上．関節炎など医師の診断で特別の指示がある場合は 20 mmHg 以上で可
   (2) 支給回数
       医師による指示があれば装着部位毎に 2 着まで．6 ヶ月以上間をあければ継続支給可
   (3) 支給申請費用
       弾性ストッキング 28,000 円（片足用の場合は 25,000 円），弾性スリーブ 16,000 円，弾性グローブ 15,000 円を上限とし，弾性着衣の購入に要した費用の範囲内とすること．

3. 弾性包帯の支給
   (1) 支給対象
       医師の判断により弾性着衣を使用できないとの指示がある場合に限る
   (2) 支給回数
       装着部位毎に 2 組を限度とし，6 ヶ月以上間をあければ継続支給可
   (3) 支給申請費用
       上肢 7,000 円，下肢 14,000 円を上限

4. 支給申請書
   (1) 医師の弾性着衣等の装着指示書（装着部位，手術日等を明記）
   (2) 領収書又は費用の額を証する書類

memo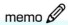

リンパ浮腫に続発する悪性腫瘍―スチュワート・トラベス症候群

リンパ浮腫から,血管肉腫であるスチュワート・トラベス症候群を発症することがある.紫斑を初発症状とし,頻度は,乳がん術後5年間リンパ浮腫が継続した患者の 0.07〜0.45%[6,7] という報告がある.

紫斑と発赤の違いは,圧迫で診察する.皮膚の赤みを圧迫して退色するものは発赤(血管の拡張),退色しないものは皮下出血または紫斑と鑑別できる.

したがって,リンパ浮腫のケアをするとき,皮膚色の異なる部位を見つけたらまず押してみることである.その色が消退しなければ,皮膚科受診を念頭に,十分その変化をみていかなければならない.

文 献

1) Honnor A:The management of chronic oedema in palliative care. Br J Community Nurs 13:S4-9, 2008
2) DiSipio T, et al:Incidence of unilateral arm lymphoedema after breast cancer : a systematic review and meta-analysis. Lancet Oncol 14:500-515, 2013
3) Partsch H, et al:Compression and walking versus bed rest in the treatment of proximal deep venous thrombosis with low molecular weight heparin. J Vasc Surg 32:861-869, 2000
4) Winters-Stone KM, et al:Influence of weight training on skeletal health of breast cancer survivors with or at risk for breast cancer-related lymphedema. J Cancer Surviv 8:260-268, 2014
5) Schmitz KH, et al:Impact of obesity on cancer survivorship and the potential relevance of race and ethnicity. J Natl Cancer Inst 105:1344-1354, 2013
6) Stewart FW, et al:Lymphangiosarcoma in postmastectomy lymphedema ; a report of six cases in elephantiasis chirurgica. Cancer 1:64-81, 1948
7) Heitmann C, et al:Stewart-Treves syndrome : lymphangiosarcoma following mastectomy. Ann Plast Surg 44:72-75, 2000

参考資料

- **麻薬に関する法律**
  厚生労働省地方厚生局麻薬取締部　麻薬五法
  http://www.ncd.mhlw.go.jp/lows/index.html

- **麻薬小売業者間譲渡許可申請**
  麻薬事業所所在地を管轄する都道府県庁　薬務主管課

- **患者が医療用麻薬を携帯して海外渡航を希望している場合**
  オピオイド服用中の患者が，海外旅行などで薬剤を国外に持ち出したり帰国時に国内に持ち込むためには許可書が必要．
  出典　厚生労働省地方厚生局麻薬取締部ホームページ　許可申請手続
  　和文，英文　http://www.ncd.mhlw.go.jp/shinsei5.html
  (1) 手続き
  　　在宅療養中は自宅の，入院中は病院住所の地方厚生（支）局麻薬取締部へ申請する．
  　1) 申請に必要な書類
  　　① 医師の診断書1部
  　　　患者（申請者）の住所，氏名，麻薬の施用を必要とする理由（病名），1日当たりの麻薬処方量を記載した診断書．
  　　② 麻薬携帯輸入許可申請書1部（日本に医療用麻薬を携帯して入国する場合）
  　　③ 麻薬携帯輸出許可申請書1部（日本から医療用麻薬を携帯して出国する場合）
  　　④ 返信用封筒1枚
  　　　サイズは，長3用以上．宛先を明記．切手を貼付．
  　2) 提出先
  　　　在宅療養中は自宅の，入院中は病院住所の地方厚生（支）局麻薬取締部へ申請．
  　3) 提出期限
  　　　出入国の2週間前までの提出．時間的余裕がない場合は直接電話

等で相談する．
(2) 申請書作成要領

指定様式があり，記載方法の詳細がHPに記載されていることから，確認の上，作成すること．申請書ダウンロード；

http://www.ncd.mhlw.go.jp/shinsei5.html

(3) 提示

出入国時の税関．

(4) 注意事項

この許可を受けても郵便や知人等に麻薬を託して輸入（輸出）することはできない．申請患者本人が，携帯して麻薬を輸入（輸出）すること．

参考資料

(記載例1)

麻薬携帯輸出許可申請書

	品　　名	数　　量
携帯して輸出しようとする麻薬	○○○○錠　10mg （モルヒネ硫酸塩） ××××散　5mg （オキシコドン塩酸塩）	10錠以下 （100 mg） 20包以下 （100 mg）
出 国 す る 理 由	観光のため	
麻薬の施用を必要とする理由	疾病の疼痛緩和のため	
出 国 の 期 間	平成○○年△△月××日	
出 国 港 名	成田国際空港	

上記のとおり、麻薬を携帯して輸出したいので申請します。

平成○○年△△月××日

　　　　　　　　フリガナ　　　　　トウキョウトチヨダクカスミガセキ
　　　　　　　　住所　〒100-8916　東京都千代田区霞が関1-2-2

　　　　　　　　ローマ字　　KOSEI　TARO　　　　㊞
　　　　　　　　氏名　　　厚生　太郎

　　　　　　　　連絡先　　03-5253-1111

○○厚生局長　殿

(注意)用紙の大きさは、日本工業規格A4とすること。
　　　　　　　本申請書は主治医△△　××が代筆しました。
　　　　　　　　　　　　　　　　　　　　　　代筆者署名　㊞

［2018-5-24 参照］
※ web 上の記載例には注釈が掲載されているので，参照のこと．

（記載例2）

麻薬携帯輸入許可申請書

携帯して輸入しようとする麻薬	品　　名	数　　量
	○○○○錠　10mg （モルヒネ硫酸塩） ××××散　5mg （オキシコドン塩酸塩）	10錠以下 （100 mg） 20包以下 （100 mg）
入 国 す る 理 由	帰国のため	
麻薬の施用を必要とする理由	疾病の疼痛緩和のため	
入 国 の 期 間	平成○○年△△月××日	
入 国 港 名	成田国際空港	

上記のとおり、麻薬を携帯して輸入したいので申請します。

平成○○年△△月××日

　　　　　　　　フリガナ　　　　　トウキョウトチヨダクカスミガセキ
　　　　　　　　住所　〒100-8916　東京都千代田区霞が関1-2-2

　　　　　　　　ローマ字　　　KOSEI　TARO　　　　㊞
　　　　　　　　氏名　　　　　厚生　太郎

　　　　　　　　連絡先　　03-5253-1111

○○厚生局長　殿

(注意) 用紙の大きさは、日本工業規格A4とすること。
　　　　　本申請書は主治医△△　　××が代筆しました。
　　　　　　　　　　　　　　　　　代筆者署名　㊞

［2018-5-24 参照］

※ web 上の記載例には注釈が掲載されているので，参照のこと．

参考資料

○麻薬携帯輸入（輸出）許可申請書提出先

地方厚生（支）局 麻薬取締部名	地方厚生（支）局麻薬取締部 所在地，電話番号，FAX番号	管轄する 都道府県名
北海道厚生局 麻薬取締部	〒060-0808 札幌市北区北八条西2-1-1 札幌第一合同庁舎 tel:011-726-3131　　fax:011-709-8063	北海道
東北厚生局 麻薬取締部	〒980-0014 仙台市青葉区本町3-2-23 仙台第二合同庁舎 tel:022-221-3701　　fax:022-221-3713	青森県，岩手県， 宮城県，秋田県， 山形県，福島県
関東信越厚生局 麻薬取締部	〒102-8309 東京都千代田区九段南1-2-1 九段第三合同庁舎17階 tel:03-3512-8688　　fax:03-3512-8689	茨城県，栃木県， 群馬県，埼玉県， 千葉県，東京都， 神奈川県，山梨 県，長野県， 新潟県
東海北陸厚生局 麻薬取締部	〒460-0001 名古屋市中区三の丸2-5-1 名古屋合同庁舎第2号館 tel:052-951-6911　　fax:052-951-6876	静岡県，愛知県， 三重県，岐阜県， 富山県，石川県
近畿厚生局 麻薬取締部	〒540-0008 大阪市中央区大手前4-1-76 大阪合同庁舎第4号館 tel:06-6949-6336　　fax:06-6949-6339	福井県，滋賀県， 京都府，大阪府， 兵庫県，奈良県， 和歌山県
中国四国厚生局 麻薬取締部	〒730-0012 広島市中区上八丁堀6-30 広島合同庁舎4号館 tel:082-227-9011　　fax:082-227-9174	鳥取県，島根県， 岡山県，広島県， 山口県
四国厚生支局 麻薬取締部	〒760-0019 高松市サンポート3-33 高松サンポート合同庁舎4階 tel:087-811-8910　　fax:087-823-8810	徳島県，香川県， 愛媛県，高知県
九州厚生局 麻薬取締部	〒812-0013 福岡市博多区博多駅東2-10-7 福岡第二合同庁舎 tel:092-472-2331　　fax:092-472-2336	福岡県，佐賀県， 長崎県，熊本県， 大分県，宮崎県， 鹿児島県， 沖縄県

・**患者が医療用向精神薬を携帯して海外渡航を希望している場合**

　第一種から第三種向精神薬（次ページ表）まですべてに量がHPに記載されており，その一定量を超える場合は治療に必要であることを証する書類（「処方箋の写し」や「医師の証明書（薬品名，数量)」）を患者本人が薬剤と共に所持していること．医療用麻薬のような様式はない．また，税関を通るとき，書類を所持していて，求められたら示すことができればよい．

　注意；これは日本の出入国であり，各国で薬剤の種類や量は異なるため，
　　　　渡航国の情報を確認する必要がある．

参考資料

表

(第一種向精神薬)	
ジペプロール（9g） セコバルビタール（6g） フェネチリン（3g） フェンメトラジン（2.25g）	メクロカロン（9g） メチルフェニデート（2.16g） モダフィニル（6g）
(第二種向精神薬)	
アモバルビタール（9g） カチン（1.5g） グルテチミド（15g） シクロバルビタール（6.75g） ブタルビタール（4.5g）	ブプレノルフィン（80mg） フルニトラゼパム（60mg） ペンタゾシン（18g） ペントバルビタール（4.5g）
(第三種向精神薬)	
アミノレクス（300mg） アルプラゾラム（72mg） アロバルビタール（3g） アンフェプラモン（2.25g） エスクロルビノール（22.5g） エスタゾラム（120mg） エチゾラム（90mg） エチナメート（30g） エチランフェタミン（1.8g） オキサゼパム（2.7g） オキサゾラム（1.8g） カマゼパム（1.8g） クアゼパム（900mg） クロキサゾラム（360mg） クロチアゼパム（900mg） クロナゼパム（180mg） クロバザム（2.4g） クロラゼプ酸（900mg） クロルジアゼポキシド（1.8g） ケタゾラム（1.8g） ジアゼパム（1.2g） セクブタバルビタール（3.6g） ゾピクロン（300mg） ゾルピデム（300mg） テトラゼパム（12g） テマゼパム（900mg）	デロラゼパム（180mg） トリアゾラム（15mg） ニトラゼパム（450mg） ニメタゼパム（150mg） ノルダゼパム（450mg） ハラゼパム（4.8g） バルビタール（18g） ハロキサゾラム（300mg） ピナゼパム（600mg） ビニルビタール（4.5g） ピプラドロール（180mg） ピロバレロン（2.4g） フェナゼパム（300mg） フェノバルビタール（6g） フェンカンファミン（1.8g） フェンジメトラジン（3.15g） フェンテルミン（1.125g） フェンプロポレクス（360mg） ブトバルビタール（6g） プラゼパム（600mg） フルジアゼパム（22.5mg） フルラゼパム（900mg） ブロチゾラム（15mg） プロピルヘキセドリン（2.25g） ブロマゼパム（450mg） ペモリン（6g）

ベンツフェタミン（1.5g）	メフェノレクス（1.41g）
マジンドール（90mg）	メプロバメート（18g）
ミダゾラム（450mg）	レフェタミン（3g）
メソカルブ（900mg）	ロフラゼプ酸エチル（60mg）
メダゼパム（900mg）	ロプラゾラム（60mg）
メチプリロン（12g）	ロラゼパム（90mg）
メチルフェノバルビタール（12g）	ロルメタゼパム（60mg）

INDEX 索引

和文

あ
アセトアミノフェン　15, 25
　──・中毒　26
アラキドン酸カスケード　16

い，え
痛みの質　6
痛みの種類　7
痛みの評価　6
エロビキシバット　82

お
オキシコドン　60
オキシコンチン®TR錠　60
悪心・嘔吐　83, 161
オピオイド
　──・スイッチング（オピオイド・ローテーション）　103
　──・タイトレーション　90
　──，等鎮痛力価　95
　──，副作用　74
　──，誘発性便秘　74

か，き
ガバペンチン　129
カルバマゼピン　130
換気障害　167
がん性リンパ管症　175
肝肺症候群　174
局所性浮腫　177

く，け
クロナゼパム　130
クロニジン　133
ゲートコントロール　37
ケミカル・コーピング　149

こ
抗うつ薬　131
呼吸困難　166
コデインリン酸塩　50

さ，し
酸化マグネシウム　82
死腔　168
持続静脈注入療法　115
持続皮下注入療法　114
心因性疼痛　7
侵害受容性疼痛　7, 124
神経障害性疼痛　7, 123, 124, 125

す，せ，そ
スチュワート・トラベス症候群　185
ステロイド　172, 173
全身性浮腫　177
選択的COX-2阻害薬　20
即効性オピオイド　48

た
耐性　38
体性痛　7
退薬症状　38
タペンタドール　55
短時間作用型オピオイド　48

ち
チザニジン　134
鎮痛補助薬　126
　──，種類　127

て，と
デュロキセチン　132
デルマトーム　8
疼痛
　　心因性──　7

侵害受容性——　7，124
　　神経障害性——　7，123，124，125
ドパミン　30，31
トラマドール　53

な，ね

内臓痛　7
ナルデメジン　80
眠気　158

は，ひ

バイオアベイラビリティ　93
バクロフェン　130
パフォーマンスステータス　152
バルプロ酸ナトリウム　130
ヒドロモルフォン　62

ふ，へ

フェンタニル　65
浮腫　177
ブプレノルフィン　58，71
プレガバリン　129
プロドラッグ　18
ペンタゾシン　58

み，め，も

ミルナシプラン　132
メキシレチン　132
メサドン　69
モルヒネ　57

り，る

リドカイン　132

リナクロチド　83
リンパドレナージ　180
リンパ浮腫　177，178
　　——，病期分類　179
ルビプロストン　82

欧　文

C神経線維　12
N-methyl-D-aspartate（NMDA）受容体
　拮抗薬　132
NSAIDs　15，16
　　——喘息　18，19
　　——皮膚外用剤　23
numerical rating scale（NRS）　9
opioid induced constipation（OIC）　74
　　——，診断基準　76
opioid induced hyperalgesia（OIH）　38
performance status（PS）　152
QT時間　71
rapid-onset opioid（ROO）　48
Rome Ⅳ　77
selective serotonin reuptake inhibitor
　（SSRI）　131
serotonin noradrenaline reuptake inhibitor
　（SNRI）　131
short acting opioid（SAO）　48
TIRF　48
WHOがん疼痛治療法（WHOラダー）
　3，4
WHOの鎮痛薬使用の5原則　2

著者紹介

有賀　悦子（あるが　えつこ）　Etsuko Aruga MD, PhD

【略　歴】
1987年	筑波大学医学専門学群卒業
	東京女子医科大学腎臓病総合医療センター外科入局
1993年	アメリカ ミシガン大学腫瘍外科にてリサーチフェローとして乳がん，がん遺伝子治療・免疫療法の研究に従事
	同時に，アーバーホスピスにおいて在宅ホスピスケア研修
1996年	国立がんセンター東病院緩和ケア病棟
1999年	東京女子医科大学在宅医療・緩和医療学講師
2003年	国立国際医療センター緩和ケア科医長
2008年	帝京大学医学部内科学講座（緩和医療）准教授
2012年	同　　　　　　　　　　　　　　　　教授
2013年4月	帝京大学医学部緩和医療学講座教授・診療科長
	現在に至る

【非常勤】
慶應義塾大学大学院医学研究科非常勤講師

【活　動】
日本緩和医療学会　（理事，広報委員会委員長，将来構想委員会委員，緩和ケア普及に関する関連団体支援・調整委員会委員，緩和医療専門医）
日本癌治療学会　（理事，社会連携・PAL委員会委員長）
厚生労働省厚生科学審議会（がん登録部会）

【学会長】
第22回日本緩和医療学会学術大会大会長

スキルアップ がん症状緩和

2018年6月30日　発行	著　者　有賀悦子
	発行者　小立鉦彦
	発行所　株式会社　南江堂
	〒113-8410　東京都文京区本郷三丁目42番6号
	☎(出版)03-3811-7236　(営業)03-3811-7239
	ホームページ http://www.nankodo.co.jp/

印刷・製本　横山印刷
装丁　渡邊真介

Develop your Skills—Caring for the Symptoms of Cancer
© Nankodo Co., Ltd., 2018

定価は表紙に表示してあります．
落丁・乱丁の場合はお取り替えいたします．
ご意見・お問い合わせはホームページまでお寄せください．

Printed and Bound in Japan
ISBN 978-4-524-25584-9

本書の無断複写を禁じます．

JCOPY〈(社)出版者著作権管理機構 委託出版物〉

本書の無断複写は，著作権法上での例外を除き，禁じられています．複写される場合は，そのつど事前に，(社)出版者著作権管理機構(TEL 03-3513-6969，FAX 03-3513-6979，e-mail: info@jcopy.or.jp)の許諾を得てください．

本書をスキャン，デジタルデータ化するなどの複製を無許諾で行う行為は，著作権法上での限られた例外（「私的使用のための複製」など）を除き禁じられています．大学，病院，企業などにおいて，内部的に業務上使用する目的で上記の行為を行うことは私的使用には該当せず違法です．また私的使用のためであっても，代行業者等の第三者に依頼して上記の行為を行うことは違法です．

〈関連図書のご案内〉　＊詳細は弊社ホームページをご覧下さい《www.nankodo.co.jp》

よい質問から広がる緩和ケア
余宮きのみ　著　　　　　　　　　　　　　　A5判・246頁　定価(本体3,000円＋税)　2017.2.

ここが知りたかった緩和ケア（増補版）
余宮きのみ　著　　　　　　　　　　　　　　A5判・302頁　定価(本体2,900円＋税)　2016.6.

苦い経験から学ぶ！緩和医療ピットフォールファイル
森田達也・濱口恵子　編　　　　　　　　　　B5判・238頁　定価(本体3,500円＋税)　2017.6.

続・エビデンスで解決！緩和医療ケースファイル
森田達也・木澤義之・新城拓也　編　　　　　B5判・220頁　定価(本体3,500円＋税)　2016.2.

エビデンスで解決！緩和医療ケースファイル
森田達也・木澤義之・新城拓也　編　　　　　B5判・196頁　定価(本体3,400円＋税)　2011.10.

緩和ケアゴールデンハンドブック（改訂第2版）
堀 夏樹　編著　　　　　　　　　　　　　　新書判・262頁　定価(本体3,200円＋税)　2015.6.

緩和ケア・コンサルテーション
小早川晶　著　　　　　　　　　　　　　　　A5判・190頁　定価(本体3,200円＋税)　2012.5.

緩和ケアの基本66とアドバンス44　学生・研修医・これから学ぶあなたのために
木澤義之・齊藤洋司・丹波嘉一郎　編　　　　B5判・252頁　定価(本体4,000円＋税)　2015.6.

専門家をめざす人のための緩和医療学　オンラインアクセス権付
日本緩和医療学会　編　　　　　　　　　　　B5判・374頁　定価(本体6,000円＋税)　2014.7.

緩和医療薬学
日本緩和医療薬学会　編　　　　　　　　　　B5判・208頁　定価(本体2,800円＋税)　2013.10.

ナースの"困った！"にこたえる こちら臨床倫理相談室　患者さんが納得できる最善とは
稲葉一人・板井孝壱郎・濱口恵子　編　　　　B5判・240頁　定価(本体3,000円＋税)　2017.12.

やさしい腫瘍学　からだのしくみから見る"がん"
小林正伸　著　　　　　　　　　　　　　　　B5判・240頁　定価(本体3,200円＋税)　2014.12.

がん看護BOOKS　がん患者のメンタルケア
川名典子　著　　　　　　　　　　　　　　　A5判・240頁　定価(本体3,000円＋税)　2014.12.

国立がん研究センターに学ぶ がん薬物療法看護スキルアップ
国立がん研究センター看護部　編　　　　　　B5判・266頁　定価(本体3,200円＋税)　2018.2.

痛みの考えかた　しくみ・何を・どう効かす
丸山一男　著　　　　　　　　　　　　　　　A5判・366頁　定価(本体3,200円＋税)　2014.5.

がん看護2018年5-6月号 特集：患者の悩み・疑問に応えるアピアランスケア
A4変形判・94頁　定価(本体1,600円＋税)　2018.5.

がん看護2018年1-2月増刊号 特集：がん疼痛マネジメント
A4変形判・200頁　定価(本体3,300円＋税)　2018.2.

定価は消費税率の変更によって変動いたします。消費税は別途加算されます。